JN030185

食べる時間でこんなに変わる
時間栄養学入門

体内時計が左右する肥満、老化、生活習慣病

柴田重信　著

ブルーバックス

カバー装幀―芦澤泰偉・児崎雅淑
本文図版　さくら工芸社
本文デザイン―齋藤ひさの

まえがき

かつてないほど健康に対する意識が高まっている現在。どうやったら健康的に痩《や》せられるのか、どうしたら少しでも老化を防げるのか、病気にならないために何に気をつけるべきなのか。その答えを求めて、書籍やテレビの特集番組をチェックしたり、インターネットで情報を探したり、友人と情報交換をしたり、熱心な人が増えていると感じます。また、食事の摂取カロリーを考えることはもちろん、栄養バランスを考えたりジムでの運動を取り入れたり、さまざまな工夫や努力がされています。ただ、努力に相当する効果を実感しているかといえば、それは疑問です。

特にダイエットに関しては、「週4～5回ジムに行っているのに、まったく痩せないのでやめてしまった」「カロリー抑えめの食生活を3ヵ月ほど続けているのに、体重がまったく変わらない」「若い時ならすぐ痩せたのに、同じことをしてもまったく痩せない」など、あきらめの声を多く聞くような気がします。ところが、その同じ努力を、ちょっと時間を変えてやってみると、効果が違ってくるとしたら、どうでしょうか。

実は、食べる、運動する、休む、といった身体活動が、体のなかでどのような変化につながるのかということは、時間によって差があることがわかってきたのです。2017年に3人のアメリカ人科学者がノーベル医学・生理学賞を受賞したことで注目されたのが、体内時計を司る時計遺伝子のメカニズムです。この時計遺伝子の働きが複雑に絡み合い、体のなかで時間によって違う作用が起こるという、そのしくみが少しずつ解明されてきているのです。

つまり、同じ人が同じものを食べても、1日の中でいつ食べたかによって太りやすくなったり痩せやすくなったり、血圧が高くなったり変わらなかったり、と違う反応が起こることがあるわけです。また、ヒトには早起きが得意な朝型タイプ、夜更かししても眠くならないような夜型タイプ、どちらともいえない中間型タイプがいますが、それも時計遺伝子がかかわっていて、食事の時間や内容によって、タイプが変わることもあるのです。食べることで朝型、夜型に影響し、朝型か夜型かによって太りやすさが変わる（いくつかの他の要因が絡む場合もありますが）など体への影響を及ぼす、つまり相互に影響しあっているのです。

このようなことを研究するのが「時間栄養学」です。聞きなれない言葉かもしれませんが、皆さんが朝食や夕食、間食や夜食を摂るという食行動と、それによって体で起こる時間帯別の反応（生体の朝・昼・夜など時間軸で起こっている種々の生化学的・分子生物学的変化）との関係を科学で説明できるようになってきています。

第1章では、体内時計について紹介します。体内時計は24時間より少し長い周期です。それには地球の自転である24時間周期にぴったり合わせるしくみがあります。光、食、運動、薬物などの環境刺激とのかかわりも解説します。

前述のように、体内時計と食・栄養は両者に相互作用があると考えられます。第2章では、この相互作用について、具体的な食べ物やその成分について例をあげながら触れていきます。たとえば魚油に含まれることで知られるDHA（ドコサヘキサエン酸）やEPA（エイコサペンタエン酸）といった脂質は、さまざまな体内時計のメカニズムから、朝食べる方が夜食べるより脂肪肝の予防、改善に効果的に働くことがわかっており、逆に体内時計に作用して体を朝型化へと促すこともわかっています。

また、サプリメントなどの機能性表示食品も、時刻によって変動する体の状況次第で、効果も変動する可能性が高いと考えられており、適切な摂取タイミングがあると思われますが、さまざまな事情からそのことを謳えない場合もあります。ここでは、多くの文献的証拠からわかってきていること、推測されることを示し、摂取タイミングの参考にすることも提案します。

第3章のテーマとした腸内細菌と血糖値は、健康に大きく影響を与えることは知られていますが、それらは「いつ」「何を」「どう」食べるかで変わってきます。また、食事直後の一時的な効果だけでなく、一日中または次の日までの効果が続いたり、ある時刻に習慣的に摂取することで持続的な効果を生んだりすることがあるようです。たとえば、夕食時に高濃度のカテキンを含むお茶を飲むと血糖値の上がり方を抑える効果が確認されている調査結果がありますが、さらに習慣的に飲むことによって、その効果が続くことがわかってきたのです。

第4章では、脂質、糖質、タンパク質の代謝と時間の関係について、第5章では時間調理学として、調理の仕方を時間によって変えることの意味について紹介します。

また第6章では、胎児から子供、大人、高齢者まで、それぞれのライフステージで体内時計の性質がどう変化するのか、調整することはできるのか、さまざまな研究を基に解説します。先に述べた「昔と同じことをやっても痩せない」という感覚も体内時計の年齢による変化が関係しているかもしれません。

子供では、体内時計が学校の成績やメンタルにも大きく関わってきます。とりわけ子供にとって朝ごはんが大事であることも、時間栄養学を知ると納得できるかもしれません。高齢者では、骨や筋肉の衰えを防ぐためにどのように食べる時間を意識していくか、考え方を述べたいと思います。

本書では食べ物とそれを摂る時間と体の反応に関することを中心に述べていますが、その「時間栄養学」だけでなく「時間薬理学」「時間運動学」「社会的時差」について、時間軸(タイミング)と体との関係からも解説していきたいと思います。

第7章では、医薬品は、処方箋などに記入されているように飲む時刻が定められていますが、その考え方の基となる、体内時計と薬の関係、すなわち時間薬理について解説します。

また、メタボリックシンドロームや糖尿病などは生活習慣病と呼ばれ、朝や夕の食事の摂り方、運動の仕方とその組み合わせなどの生活習慣の違いが大きく関わっているといわれています。つまり食事だけでなく運動にも、筋肉をつけるため、あるいは痩せるためなど、それぞれ適切な時間帯がありそうだということがわかってきて、これらを明らかにする学問として第8章で紹介する「時間運動学」が登場してきました。

体内時計が運動の効果や効率に与える影響として、時刻によって変化する血流や体温、脳の働きや筋内の状態などがあげられます。肥満解消や防止のための運動も、時間帯によって効率が異なる可能性があります。夜にスポーツジムで運動に励んでいる人を多く見かけますが、これは体内時計の観点からはたして良い習慣なのでしょうか。また、食べてから運動するのと、運動後に食べるのとどちらが筋肉がつきやすいか、といった研究結果も示します。

第9章では社会的時差という考え方を紹介します。体内時計の時刻と実際の時刻が一致していないことを「時差ボケ」と呼びますが、睡眠など休息する時間を含めた生活リズムが乱れると、海外旅行のときのような一過性の時差ボケだけではなく、社会的時差ボケなどの状態になることがあります。そのために体内時計に負荷がかかると、心身の不調につながることが考えられます。

時間栄養学の研究が進むと、ＡＩ（人工知能）なども活用しながら、さまざまな社会的応用が可能になると考えられます。「糖尿病や慢性腎疾患や精神疾患など種々の疾患の、治療的あるいは予防的な生活習慣を、個人の体内時計に合った方法でより詳しく提案する」「運動機能のリハビリや、サルコペニア（加齢や疾患により筋力などが低下している状態）を予防するために、個人の特性や体内時計もふまえて実行しやすいやり方を生活全般にわたりアドバイスする」といったことです。急速に発展している種々のセンサー技術や画像可視化の技術を使って、個人個人の体内時計の状態を把握したうえで、食事パターンや間食の摂り方、適切な運動時間を設定し、健康維持に結びつけることが可能になってきているのです。

本書は、健康のためにこれをこの時間に食べさえすればいいと提案するような内容ではありません。それほど体は単純にできてはいません。ただ、科学的に時間軸の重要性が解明されてきていることは確かです。そのことを知って食べる時間を変えるだけで効果が変わるなら、取り入れない手はありません。もちろんまだまだわからないことも多いのですが、解明されていることや可能性が高いことなどを知ることは、心身を整える一つの指標になるでしょう。我々人間はそれぞれ個人ごとの生活リズムがあり、遺伝要因・環境要因のなかで生活しているわけなので、これをうまく調和させ、個人ごとに時間を意識しながら健康を考える参考になれば幸いです。

2021年8月

柴田重信

もくじ●食べる時間でこんなに変わる　時間栄養学入門

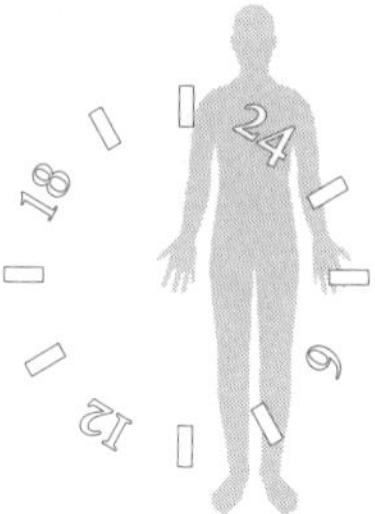

第2章 時間栄養学——「いつ」「何を」「どう」食べるかで体が変わる

第3章 食物繊維を摂るタイミングで、血糖値や腸内細菌はどう変わるか

第1章 体内時計とはなにか

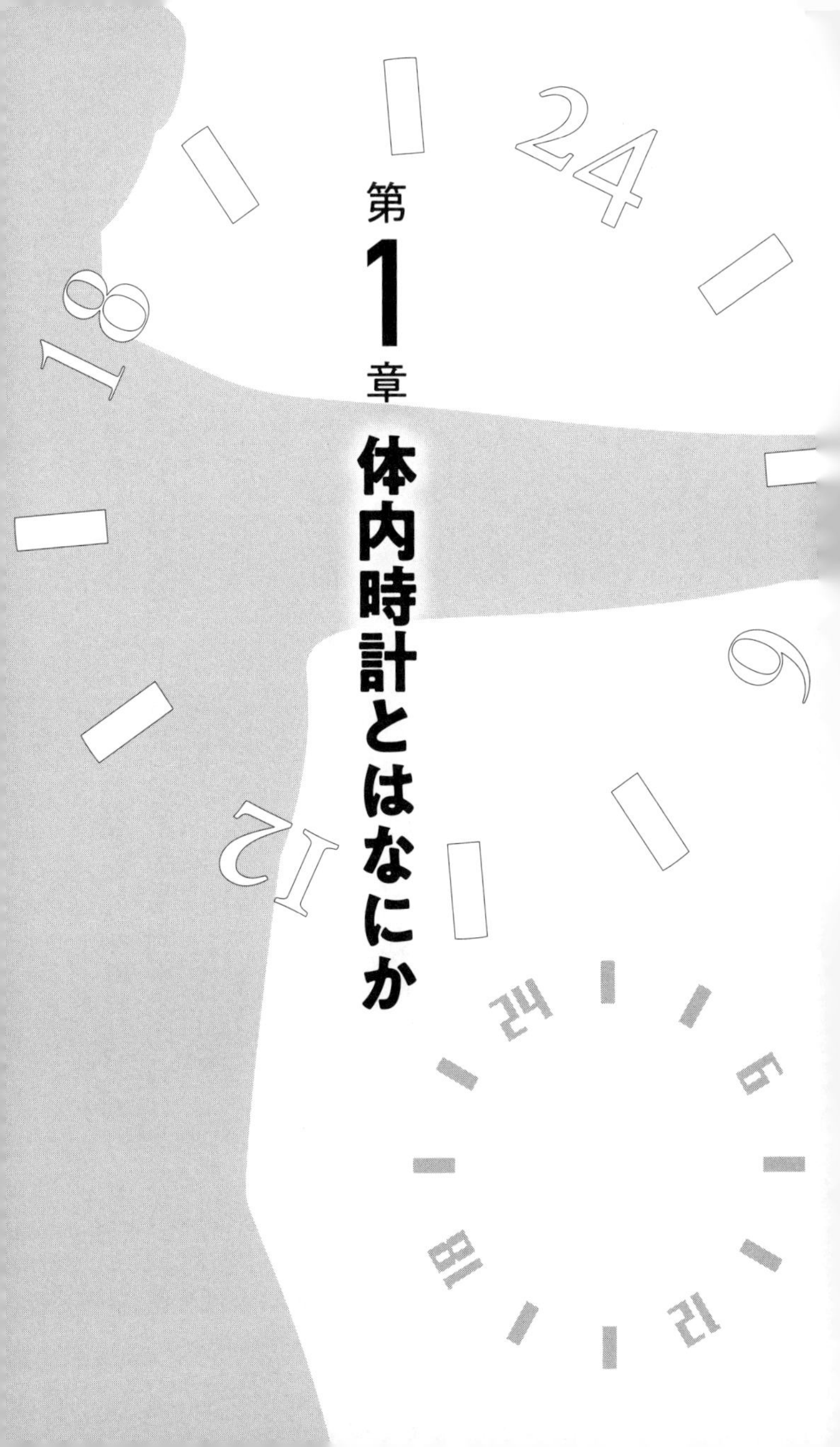

この章では、時間と栄養の関係を理解するために欠かせない、体内時計の生理的メカニズムについて述べていきます。やや専門的な内容も含んでいますので、細かいところは必要があれば後からじっくり読んでいただいてもかまいません。まずは、体内時計が大まかにいってどんなものなのかをイメージしていただければ、後の章も読みやすくなると思います。

1-1 なんとなく感覚的にわかっている、時間と栄養の関係

本格的な時間栄養学の話に入る前に、身近な食べ物を例に、摂る時間と体の反応について簡単に解説してみたいと思います。そこに体内時計という、体の機能が関係しています。体内時計については次節以降で詳しく述べますが、24時間より少し長い周期を持つ、時間を司るしくみです。

身近な食べ物としてあげたいのは、まずはカレーです。カレーは、子供から大人まで、大好きな食事メニューです。子供の頃、余分に作られ一晩寝かされたカレーを朝食べたときには、何ともいえないくらいおいしかったと記憶しています。また、かなり前の話ですが、ある人気スポーツ選手が朝カレーを食べていることが話題になり、「朝カレー」を耳にするようになりました。

一方、「深夜のラーメン」もなかなか魅力的な響きでしょう。残業、あるいは、お酒の後の締めのラーメンにはそそられるものがあります。

この2つのメニューに共通していることは、いずれも朝や夜という時刻を述べていることです。これが時間栄養学につながることであり、ここではその視点で、朝カレーと夜ラーメン、どちらが健康的に優れているか、そしてその根拠を述べてみたいと思います。

一晩寝かした「朝」と「カレー」の関係

カレーは一般的にご飯にカレールーをかけたものですから、そのご飯について、まず朝食で摂ると体にどう作用するかという点について考えてみましょう。ご飯のデンプン質が消化されるとブドウ糖（グルコース）に分解されます。このブドウ糖が血糖値にかかわるインスリンの分泌を引き起こします。もともと24時間より長い体内時計の周期は、油断していると夜の方に引きずられがちなのですが、朝ごはんにインスリンの分泌を促しやすいものを食べると、体内時計に「朝ですよ」と教えることに大いに役立つのです。

香辛料はどうでしょうか。唐辛子成分のキャプサイシンは、体内時計の時計遺伝子の発現に影響を及ぼすことが知られています。黄色成分のウコンなど、体内時計との関係がよくわかっていないものも多いのですが、キャプサイシンが豊富な辛いカレーを食べると汗をかくことからわかるように、香辛料は交感神経を興奮させます。ちなみに交感神経とは、副交感神経と共に、全身の臓器や血管などをコントロールする自律神経です。交感神経は、活動時や緊張状態で活発になり、副交感神経は、夜やリラックスしているときに優位になります。朝カレーでは、副交感神経が主に働いていた夜から朝にかけて交感神経が働くように変わっていく時間帯となるので、香辛料で交感神経が活発になることは、血圧を上げ、脳を活性化させ、体温を上げるなど、活動開始の準備状態を導くのに大いに役立ちます。

また、食事で体が温まる「食事誘発性熱産生」というしくみがあり、体温が上昇します。この熱産生は、同じ食事を夕方に摂ったときより朝に摂った方が大きく出現します。つまり朝食では体温を上げるためにカロリー消費が起こり、抗肥満効果が期待できるのです。また、食事内容によって食事誘発性熱産生の量が違うことがわかっており、研究結果から、熱産生はタンパク質を摂ったときが大きく、次に炭水化物で、脂質の関与は小さいと考えられています。

以上のことから、朝カレーは朝食としてまったく問題なくおすすめの食事といえます。さらに、朝は体温を上げるためにも、タンパク質の摂取を推奨したいので、肉カレーや豆カレーなどにするとより良いかもしれません。

やみつきになる「深夜」と「ラーメン」の関係

一方、夜遅めに食べるラーメンはどうでしょう。

カレーのところで、朝食を摂るとデンプン質が分解しブドウ糖となり、ブドウ糖がインスリンリンの分泌を促進させることを述べました。このインスリンの働きについては後述しますが、インスリンによって24時間より長い周期の体内時計は30分程度前進し、24時間周期に合うようになるのです。

では、夜という時間帯の食事は体内時計を前進させるか、変化させないか、あるは遅らせるか、どれでしょうか。正解は体内時計を遅らせる、となります。そのため体内時計の夜型化を引き起こすのです。すなわち、夜食を摂る行為が体内時計の夜型化を引き起こし、体内時計が夜型になっていると夜食を食べたい誘惑を起こし……というように、夜型化の連鎖を引き起こす可能性があります。

次にラーメンそのものについて考えてみましょう。あるカップラーメンの栄養表示を見ると、一食（１００ｇ）当たり、カロリー（４４５kcal）、炭水化物（63ｇ）、脂質（17ｇ）、タンパク質（10ｇ）で、塩分は（５・６ｇ）と、タンパク質以外の栄養素はすべてたっぷり入っていました。要するに、タンパク質以外は一食分に相当するので、これを夜食として食べると１日４食となってしまいます。

まずカロリーについて考えると、入眠前のあまりエネルギーを必要としない時間帯にこれだけの食事を摂ると脂肪としての貯蓄に回るだけになってしまいます。すなわち肥満の原因になるというわけです。また、高血糖の状態が睡眠時まで持続するので睡眠の妨げになりますし、この持続的な高血糖は血管に負荷をかけたり脂肪合成に結びついたりしてしまいます。塩分も一食当たりでは相当多く、腎臓の働きが落ちてくる夜間に高塩分を摂ると、より腎臓に負荷がかかります。

ここまで読めば、夜食のラーメンは、健康に良くないのは自明の理となりますが、どうしても食べたくなったときに、何か良い方法はあるでしょうか。提案したいのは、全量を少なめにして、チャーシューは豚バラ肉ではなく脂肪分が少ない豚モモ肉にすることです。また遅い時間が魅力的なのはわかりますが、やはりできるだけ早い時間帯に食すべきでしょう。スープは、飲み干すと脂肪分と塩分の摂りすぎとなるので、必ず残しましょう。最近は、こんにゃく麺や、おから麺などが登場してきており、夜食としてのラーメンは、そういった低カロリーラーメンの積極的利用をおすすめします。

1-2 体内時計は体のどこにあるのか

体内時計は人間にだけあるシステムではありません。また、体内時計といっても体のどこで働くのかによって、いくつかに分類されます。ではどんな生物に備わったシステムなのか、またどんな体内時計があるのか、ここで解説していきたいと思います。

単細胞生物である大腸菌などのバクテリアは、一般的には体内時計のシステムを有しないのですが、同じ単細胞生物でも、ある種のシアノバクテリアは体内時計のしくみを持っており、このことが光合成を行ううえで有利に働いているようです。

多細胞生物ではどうかといえば、多細胞の融合体である臓器や器官などの単位で見ても体内時計を持っており、そういったことから体内時計を有しているということがわかってきました。

動物のなかでも哺乳動物は、魚類、爬虫類、鳥類などと異なり、脳に特殊な体内時計を有しており、その場所は視交叉上核《しこうさじょうかく》と呼ばれています。ここの神経核を壊すと、覚醒・睡眠のリズムや、活動リズム、体温リズムなど1日周期のリズムがすべてなくなることから、かつてはこの神経核が生体のリズム現象のすべてを支配していると考えられていました。

ところが哺乳動物で時計遺伝子というものが見つかり、その発現パターンを調べると、もちろん視交叉上核では朝・昼・夜と大きく変動していたのですが、肝臓などの臓器でも大きく変動していることがわかったのです。すなわち、末梢臓器にも体内時計のしくみがあるということが明らかになりました。また、視交叉上核以外の脳の部分でも体内時計のしくみがあることがわかってきています。

そこで、現在では、視交叉上核の体内時計を主時計、大脳皮質や海馬《かいば》など、視交叉上核以外の脳にある体内時計を脳時計（後述の腹時計の一部も含む）、末梢の肝臓や肺や腎臓など、臓器にある体内時計を末梢時計と呼んでいます（図１－１）。

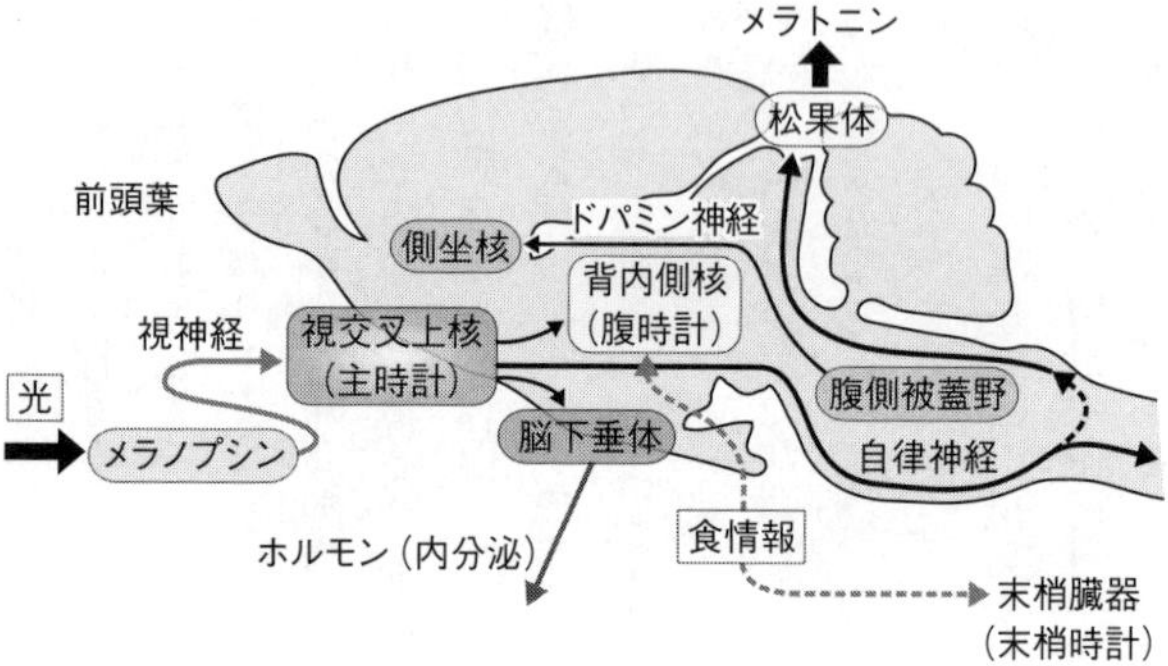

図1-1　マウスの脳における主時計（視交叉上核）、腹時計（視床下部背内側核）、末梢時計（末梢臓器）の関係

視交叉上核の「主時計」

脳にある視交叉上核というのは、視神経が交叉した直上にある神経核という意味であり、視床下部という脳領域内にあります。視床下部はヒトの動物的側面、すなわち本能行動（摂食、生殖、体温、自律神経など）に関連する働きをしている場所です。したがって、主時計はこれらの本能行動に時刻情報を与えることになり、昼間は交感神経が活躍し、夜は副交感神経が活躍するようになります。

また、視交叉上核は脳下垂体という場所にもつながっているのですが、そのことから脳下垂体から分泌される副腎皮質刺激ホルモンが朝、出やすい理由の一つが主時計によって調節されていることが考えられます。また、視交叉上核は自律神経を通して、松果体《しょうかたい》といわれる場所にも強く結びついています。松果体から分泌されるメラトニンという物質が、夜間に多く出ることも、主時計が関連していると考えられます（図1－1）。

我々の研究で、実際にどのように時計遺伝子の発現リズムを見ているのか説明しましょう。ヒトでは、生きた状態でも皮膚組織や皮下脂肪細胞、毛根細胞などで時計遺伝子発現リズムを見ることができるのですが、視交叉上核は小さすぎて最新の装置を使っても見ることはできません。そこで視交叉上核の時計は、前出のメラトニン分泌の日内リズムを見ることで、間接的に測定したりしています。

一方マウスでは視交叉上核を取り出して培養することがありますが、その場合1週間～1ヵ月と長く時計遺伝子発現リズムを観察し続けることができるのです。ところが、肝臓などの末梢臓器は、取り出すと時計遺伝子発現リズムが1週間以内になくなってしまいます。といっても、発現リズムがなくなったのは肝臓の細胞が死んだわけではなく、それぞれの細胞のリズムの発現がずれてしまって、見かけ上リズムがなくなったように見えるだけなのです。

つまり、視交叉上核には協力的な歩調取りが働いていて、能動発振（恒常的に24時間を刻めるしくみ）となっているのに対して、末梢では歩調取りが弱いために受動発振（24時間リズムが減衰するしくみ）となり、バラバラのリズムとなって臓器全体としてのリズム性がなくなったというわけなのです。

すなわち視交叉上核がオーケストラの指揮者で、末梢のそれぞれの臓器の各楽器に対して演奏する順番の情報を与えていると考えることができます。指揮者が倒れると、それぞれの楽器の音量や順番がくずれ、オーケストラのハーモニーが取れていない状態が起こるというわけで、それが生体の不調につながると考えられるようになりました。

大脳皮質や海馬などの「脳時計」

脳はそれぞれの場所で働きが異なることから、それぞれの機能に大なり小なり体内時計のしくみが入り、時間軸に沿った機能を示しているものと思われます。

たとえば海馬という場所に発現している体内時計は記憶にかかわり、活動的な日中の時刻の記憶は長く続きますが、非活動期である夜の記憶は長く続かないことが知られています。

扁桃体《へんとうたい》という部分はうつ病の発症などにかかわっているといわれています。うつ病は働き方にも影響されることが注目されていますが、リズムが壊れやすいシフトワーク（交代制勤務）などでは、それ以外の勤務体制の場合と比べてうつ病発症率が高いことが知られています。すなわちシフトワークなどで扁桃体の体内時計が乱れることにより、うつ病が発症しやすい可能性などが指摘されているのです。外国に行ったときなど「時差ボケ」が起こりますが、これも脳の体内時計に乱れが生じ、一過性に判断力がにぶる、物忘れする、怒りやすくなるなどの状態になることを意味しています。

時計遺伝子の一つに、*Per1*遺伝子というものがあります。時計遺伝子については１－３節で詳しく解説しますが、その発現リズムを夜行性のマウスで調べてみると、海馬や肝臓では夜間の時刻に発現量のピークが現れます。それに対して視交叉上核では約12時間ずれた昼間にピークを示します。一方、昼行性の生物では、視交叉上核も肝臓も海馬も昼間の時間にピークが来ます。そのことから、夜行性でも昼行性でも、主時計である視交叉上核の*Per1*リズムは昼間にピークが来て、脳時計や末梢時計のリズムのピークはそれぞれの動物の活動的な時間帯にピークが来ると考えられます。

夜行性生物で、視交叉上核の主時計と、脳時計・末梢時計のリズムの位相がどのようなしくみで12時間ずれているのかは、まだわかっていません。ただ、昼行性と夜行性は、そのようなずれがあることに加えて、ＧＡＢＡ（γ《ガンマ》－アミノ酪酸）という脳の抑制性の神経伝達物質の働きが異なると考えられており、昼行性のヒトは、いくらがんばっても夜行性にはなれないものなのです。

なお、本書では、昼行性であるヒトの研究と、夜行性であるラットやマウスの研究の成果を紹介していきますが、混乱を避けるために、マウスの朝ごはんは、暗くなってすぐの活動期の始め（ヒトの時間帯では夕方に相当）で、夕ごはんは明るくなる前の活動期の終わり（ヒトの時間帯では朝に相当）の食事をさしています。つまり、ヒトもマウスも「朝ごはん」は活動期の始めで、

「夕ごはん」は活動期の終わりという意味で使っていきます。人間のケースはあまり気にせずそのまま受け取っていいのですが、動物では朝に夕ごはんを食べていたり、夕に朝ごはんを食べていたりすることになり、「これは活動時間帯を基準にいっているんだな」と考えて読み進めていただければと思います。

臓器などの「末梢時計」

末梢臓器で機能している体内時計を、末梢時計と呼んでいます。

血漿アルブミンという、血液の浸透圧を保つために重要なタンパク質は、肝臓でのみ作られます。アルブミンを作る遺伝子の働きは体内時計の影響を受けるため、1日のなかで特定の時間にのみアルブミンを作っています。また、排尿について考えると、腎臓の働きが活発な昼間は排尿行動がさかんですが、夜間は低いことから、腎臓に体内時計のしくみがあることが想像できます。すなわち、末梢臓器の働きに時間情報を与え、効率よく臓器の働きを手助けするのが末梢時計の役割であると認識されています。

1－4節でふれる時計遺伝子の発現リズムは、位相、振幅、周期といったものが関係し、臓器ごとに異なり、それぞれに特徴が見られます。

また末梢臓器での時計遺伝子が発現するリズムのピークの時刻を調べると少しずつ異なり、マウスの実験において、*Per2*という時計遺伝子は肝臓の方が腎臓よりピーク時刻が少し早く来ることがわかりました。

末梢時計と病気や健康との関係もさまざまなことがわかってきており、肺がん患者では肝臓の時計機構に異常が起こることや、骨格筋（内臓や心臓を動かす筋肉に対して、骨格を動かす筋肉）の時計遺伝子変異が睡眠に影響を及ぼすこと、腸内細菌叢《さいきんそう》の変化によって肝臓や筋肉の時計遺伝子発現が変化することなど、多くのことがあります。おそらく末梢臓器間で連関があり、この臓器間のリズムが大きく異なったりすることによって、不健康の原因につながるのだと思います。

マウスの実験では、肝臓、膵臓、骨格筋など特定の臓器に働く時計遺伝子を抑制することで、それぞれの臓器の時計の役割を解明するとともに、他の臓器への影響を調べる研究などが、さかんに行われています。

腹時計と予知行動リズム

お昼ごろになると、お腹が鳴るという経験は誰にもあるでしょう。これは、予知行動リズムと呼ばれる体や脳が昼食の時間を覚えて、その時間になったことを教えているというしくみです。

一般的によく知られている予知行動リズムは、マウスやラットに毎日一定時刻に餌をあげることにより、餌の報酬より2〜3時間前から活動がさかんになることからわかります。また、24時間の絶食を行うと、餌をもらえないにもかかわらず、餌を得ていた時間帯のみ活動量がさかんになります。すなわち、脳の学習機構が働き、餌を得ていた時間帯を記憶していることの証拠になっています。

この腹時計による現象が「予知行動」ではなく「予知行動リズム」と呼ばれるのには理由があります。地球の自転周期（24時間）に近い体内時計のリズムをサーカディアンリズム（概日《がいじつ》リズム）といいます。マウスに食事を24時間周期でなく、48時間周期や12時間周期で与えた場合は、前述のような行動が起きにくく、体内時計の周期である24時間に近い周期で餌を与えると、起こりやすかったのです。つまり概日リズムが含まれた予知行動という意味で、「予知行動リズム」と呼んでいるわけです。

では食べるものによって予知行動リズムができやすい、できにくいという違いはあるのでしょうか。それを調べた研究によると、ブドウ糖ではリズムが形成されるのですが、人工甘味料では形成されないことがわかりました。つまり、この予知行動リズム形成には甘味刺激が重要ではなく、エネルギーを得られる報酬効果が高い糖デンプン系がかかわっているわけです。

脂肪が豊富な食事による予知行動リズムも形成されにくいことがわかっています。エネルギーは高くても分解に時間がかかるものでは、予知行動リズム形成ができにくいと考えられます。ま

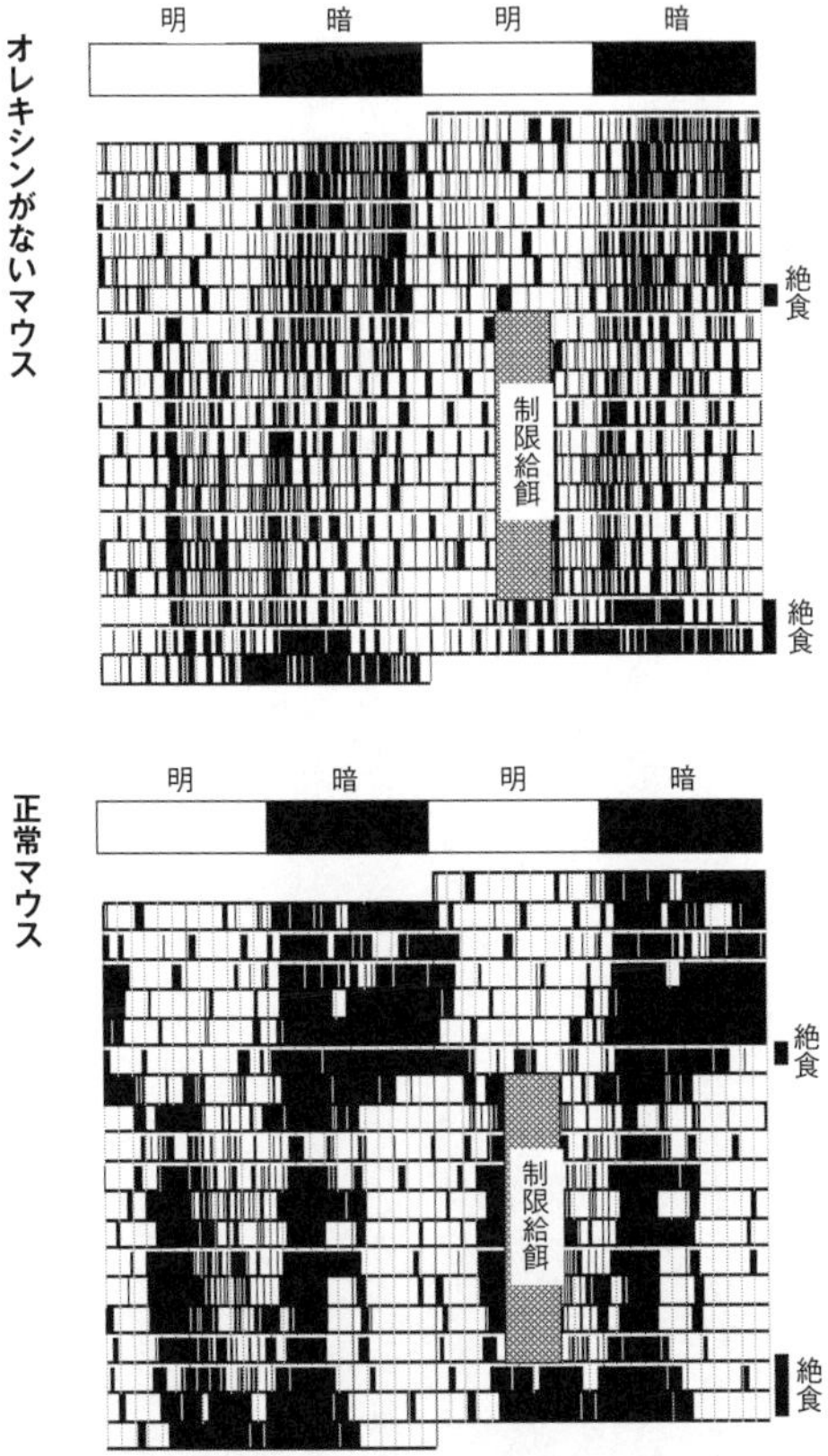

図1-2　オレキシン変異マウスの予知行動リズム

黒い部分はマウスに動きがあったことを示している。白い部分は動きがない状態である。下の正常マウスでは、活動的なときと休息しているときのリズムがあり、めりはり（黒い部分と白い部分の差）がはっきりしているが、オレキシンの働きをなくした上のマウスでは、めりはりが弱く、予知行動リズムが弱くなっている。それは食を制限したときも同様である。

Akiyama Mら（*Eur J Neuroscience*, 2004）

た、塩分を控えた食餌を与え、その後一定時刻に塩分を与えることを行っても、予知行動リズムは形成されません。これらのことから、素早くエネルギーになる食べ物が、予知行動リズム形成には有効であると考えられます。

これらの予知行動リズム形成にかかわる神経伝達物質は何かを調べる研究で、食欲を促進するオレキシンや、絶食で増加し食行動を引き起こすグレリンというホルモンなどが報告されています。オレキシンについては、その働きをなくしたマウスに、毎日一定時刻に餌を与えたところ、予知行動リズムの形成が弱かったことが示されました（図1－2）。

これまで予知行動リズムを起こす主な脳の部位がどこにあるかという研究はさかんに行われ、候補部位もあげられてきました。確定するには至っていませんが、視床下部の背内側核（図1－1）が有力候補です。というのは、背内側核に存在するオレキシン神経を破壊したマウスで、予知行動リズムの減弱が顕著に見られるのです。

また、ほかの実験でも、夜間に食餌をしていた正常マウスに昼間の食餌へと切り替えを行うと、背内側核の*Per2*時計遺伝子が発現するリズムのピークが昼間側に移動するという結果が得られ、やはりこの場所が有力と見られています。

我々は、学習能力が低下する老齢マウスと、記憶や学習能力の障害などを抑える薬を与えたマウスを用いた研究を行い、この予知行動に学習要素が含まれていることを証明しました。つまり学習や記憶を低下させると予知行動リズムは形成されなかったのです。

また、餌という報酬系がこの予知行動形成には重要であることがわかったので、他の報酬系を刺激する方法として覚醒剤の投与実験を行いました。覚醒剤を毎日一定時刻に投与すると、マウスはこの投与時刻を学習し、餌による予知行動リズムと類似した行動を示すようになります。しかしながら覚醒剤による予知行動リズム形成は、餌に比較すると弱いものでした。また、覚醒剤をランダムな時刻に投与すると、予知行動リズムは形成されませんでした。覚醒剤の場合も背内側核が予知行動リズム形成にもかかわっていました。

予知行動リズムの形成には、注意や匂い、味、感触あるいは薬物依存、報酬などの認知にかかわっているドパミン神経（図1－1）がかかわっていることも、ドパミン神経の拮抗薬を使った実験からわかりました。

1-3 時計遺伝子の働き

時計遺伝子はどのように発見、研究されてきたか

時計遺伝子は1960年代から注目されていましたが、研究が進んだのは、1984年にショ

ウジョウバエからPer《パー》（period）遺伝子という時計遺伝子が見つかったことからです。この成果は2017年のノーベル医学・生理学賞に結びつくことになります。

その間、1997年にジョセフ・タカハシのグループがClock《クロック》（circadian locomoter output cycles kaput）と名付けた時計遺伝子をマウスで初めて見出しました。その後哺乳類におけるPer1時計遺伝子を見出すと、時計遺伝子探しの研究が爆発的に進行し、相次いで発見されるようになりました。その結果、現在では20個程度の時計遺伝子が見つかっており、時計の針や電池などの役割を担っていることがわかってきました。

遺伝子発現リズムを調べると、1日のなかで大きく変動するタイプ（Per1遺伝子など）と、日内変動が小さいタイプ（Clock遺伝子など）が、知られています。また、Bmal《ビーマル》（brain and muscle Arnt-like protein）1遺伝子、Cry《クライ》（cryptochrome）遺伝子というものも知られています。Bmal1遺伝子は、Per1遺伝子の発現パターンとちょうど12時間程度異なっており、片方が高いときはもう一方が低いというリズムを形成します。

ここで時計遺伝子のメカニズムについて、図1－3に示しました。少し専門的になりますので詳細は省きますが、この図の反応には重要な情報が2つ含まれていることだけ説明します。1つ目は遺伝子の転写・翻訳のリズムが24時間周期を形成していること、2つ目に時計遺伝子の発現を抑制する負のフィードバック機構により、リズム振幅がどんどん減衰していくところを、常に

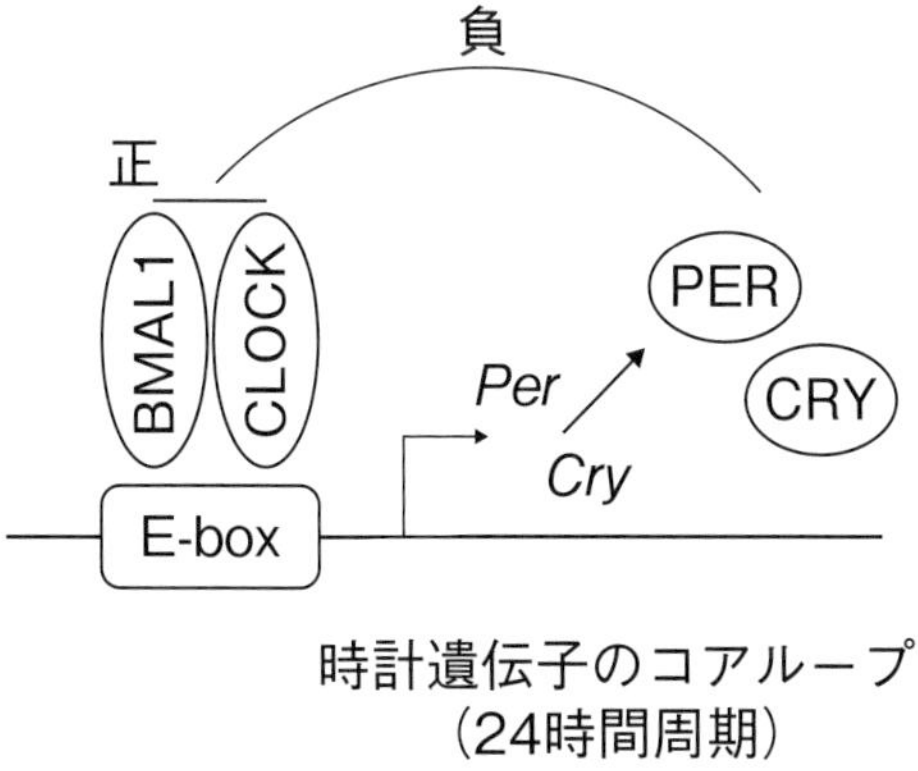

図１-３　時計遺伝子のコアフィードバックループ
Per、*Cry*は時計遺伝子、内は時計遺伝子によって作られるタンパク質を意味する。はゲノム配列の一部を表し、内は遺伝子に指示を出す働きのある部分を示している。
Cox K H and Takahashi J S（*J. Mol. Endocrinology*, 2019）より改変

*Clock*と*Bmal1*の複合体が正にスイッチを入れているので、減衰せずにくり返しリズムを刻んでいるということです。

時計遺伝子の発見と解明が進むなか、その定義は実は難しいものがあります。現在での定義としては、マウスの実験などで遺伝子を変異させたり、機能を低下させたり過剰にしたりして体内時計の働きやリズムなどに影響を及ぼす場合に、時計遺伝子と呼ばれます。

時計遺伝子の特徴の一つとして、たとえば*Per1*と*Per2*のどちらかの変異マウスでは、それぞれ活動リズムの周期が短くなったり長くなったりするのですが、*Per1*と*Per2*の２つの遺伝子を両方とも働かなくした場合はリズム自体が消失してしまいま

す。*Cry1*と*Cry2*にも同様な現象が起こります。

また、*Bmal1*はこの遺伝子の機能を脱落させるとリズム性を失うという特徴があり、非常に重要な時計遺伝子であると認識されています。そのためこの遺伝子を、視交叉上核、膵臓、骨格筋、肝臓、脂肪などの各部位で変異させたマウスを使った研究が進められ、これらのそれぞれの体内時計の働きの解明に役立っています。さまざまな時計遺伝子が見つかっており、それぞれ複雑な働きを持っています。本書では実験などでわかってきた部分を紹介しながら、時間栄養学との関連を解説していきます。

ところで、時計遺伝子は体内時計の機能に関与することはわかっていますが、はたして時計以外の作用も有するか否かには議論があります。たとえば、糖尿病や肥満にも関与することが知られているBmal1の変異マウスが痩せているのは、時計が壊れたことによるのか、あるいは*Bmal1*が有する他の機能が消失することによって現れた現象なのか区別しにくいといったことです。そのことを証明するためには、時計に影響を及ぼす化合物を使って、ほかの時計遺伝子の周期を変えたときに*Bmal1*遺伝子の発現周期も変わるかどうかといった実験手法を使います。

制御遺伝子と実行遺伝子の生理的なリズム

それぞれの臓器に発現している時計遺伝子は、図1－4にあるような種々の酵素の働きを調節

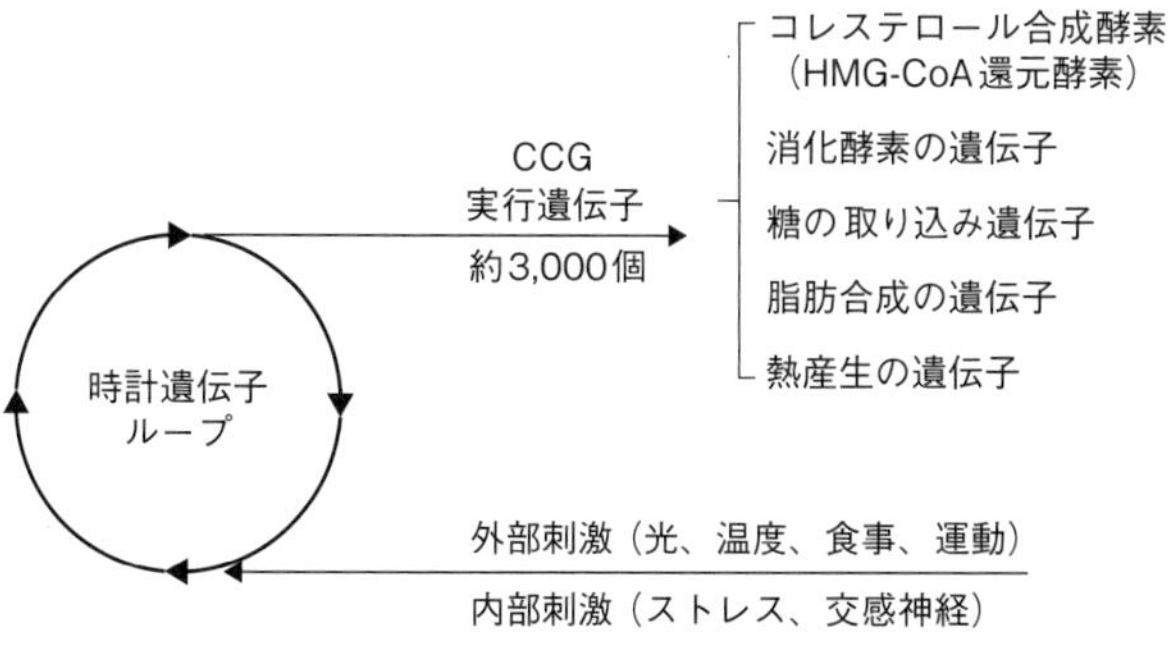

図１-４　時計遺伝子グループによって時計が形成され、そこから実行遺伝子を介してリズム性に生理機能が調節される
たとえば、コレステロール合成に関与するHMG-CoA還元酵素は、その遺伝子が種々の栄養素によって発現が調節されることが知られているが、同時に図１－３で解説した遺伝子発現を調節するDNA配列の領域であるE-boxを通して時間制御が行われる時計制御遺伝子（CCG）であるということがわかった。

し、生理的なリズムを作っています。

およそどれくらいの数の遺伝子が調整されているのでしょうか。遺伝子発現を調べる手法として、マイクロアレイという技術による方法が使われるようになりました。これを使うことによって一度に数万以上のデータを検出でき、ゲノム全体の網羅的な遺伝子発現解析が可能になったのです。そのマイクロアレイを使って、時計遺伝子変異マウスの肝臓で4時間ごとに遺伝子発現プロファイルを調べてみると、約15％の遺伝子が日内リズムを消失させることがわかりました。2万遺伝子だとすれば3000遺伝子が変動することになります。

すなわちこれらのリズムが消失する遺伝子が時計機能を実行する遺伝子であることがわ

かったわけです。それらはCCG（clock controlled gene：時計制御遺伝子）と呼ばれています。図1－4の解説にもありますが、CCGは、時計の情報を実際に実行する遺伝子群です。

1-4 時計の3要素と同調

体内時計の時計遺伝子発現の日内リズムあるいは概日リズムは数学のコサインカーブに類似しているので、コサインカーブにフィットさせることがよくあります（図1－5）。また、体温、心拍数などの生理現象も、一般的にコサインカーブによくフィットします。

一方で、メラトニン分泌の日内リズムを調べると、昼間はほとんどゼロなのですが、夕方から急速に増大し明け方には急速に低下するリズムを取り、コサインカーブにフィットしにくいです。また、マウスやハムスターの輪回し（第8章図8－2）活動に関しても同様のリズムが見られます。輪を回すリズムは、昼間はほとんど0回転ですが、夜が近づくと急に回し始め、明け方には回し終わり、コサインカーブにフィットさせるには難しくなります。

ここでは、そういったリズムの特徴を、時計の3要素である周期、振幅、位相と、さらに同調という点から解説します（図1－6）。

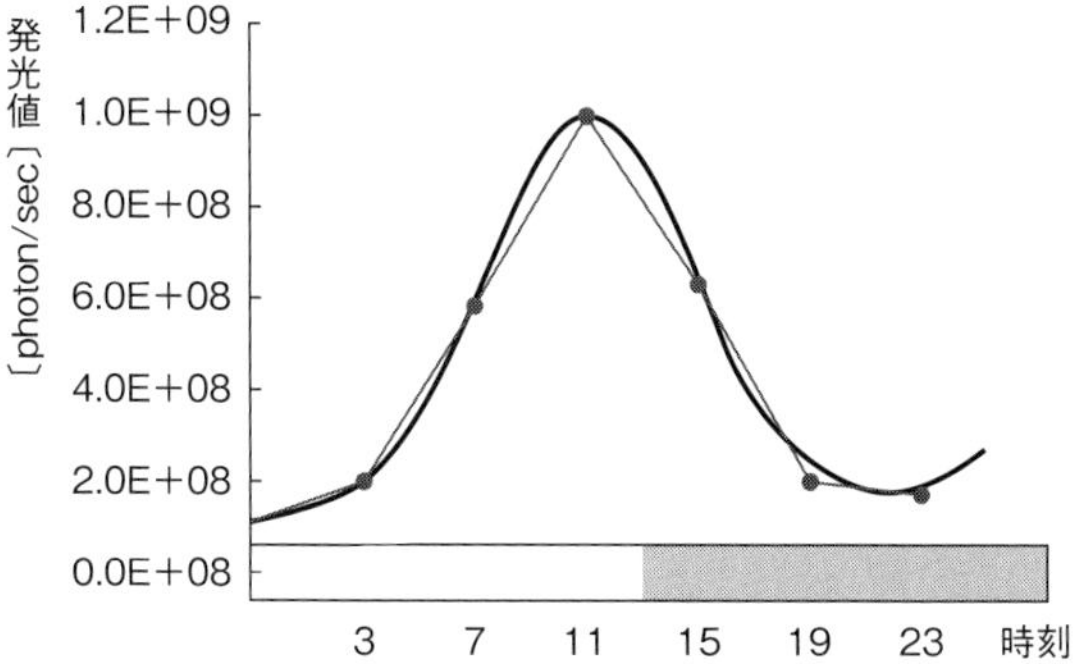

図1-5　実際の*Per2*遺伝子発現を発光値でモニターした6ポイントの値

コサイナー法（コサイン＋ベクトル）という手法で近似し、振幅や位相を求めている。

体内時計の「周期」は24時間ではない？

体内時計を有する生物の概日リズムは23～25時間の中に入ります。ヒトの場合は、おそらく24時間より15分程度長いと考えられています。マウスは系統によって異なり、ある種類では24時間より少し長めで、別の種類では24時間よりかなり短い周期を示します。地球上の生物で重要なのは、周期が24時間より長いか短いかではなく、地球の自転周期に近い生物種のみが現存していることだと思われます（図1－6A）。

前節で*Per1*と*Per2*の時計遺伝子がいずれも変異したマウスでは、リズム性を示さないと述べましたが、それはいわゆる無周期性のリズムを示すと言い換えることもできます。

マウスの実験では、飼育部屋を常に明るくする

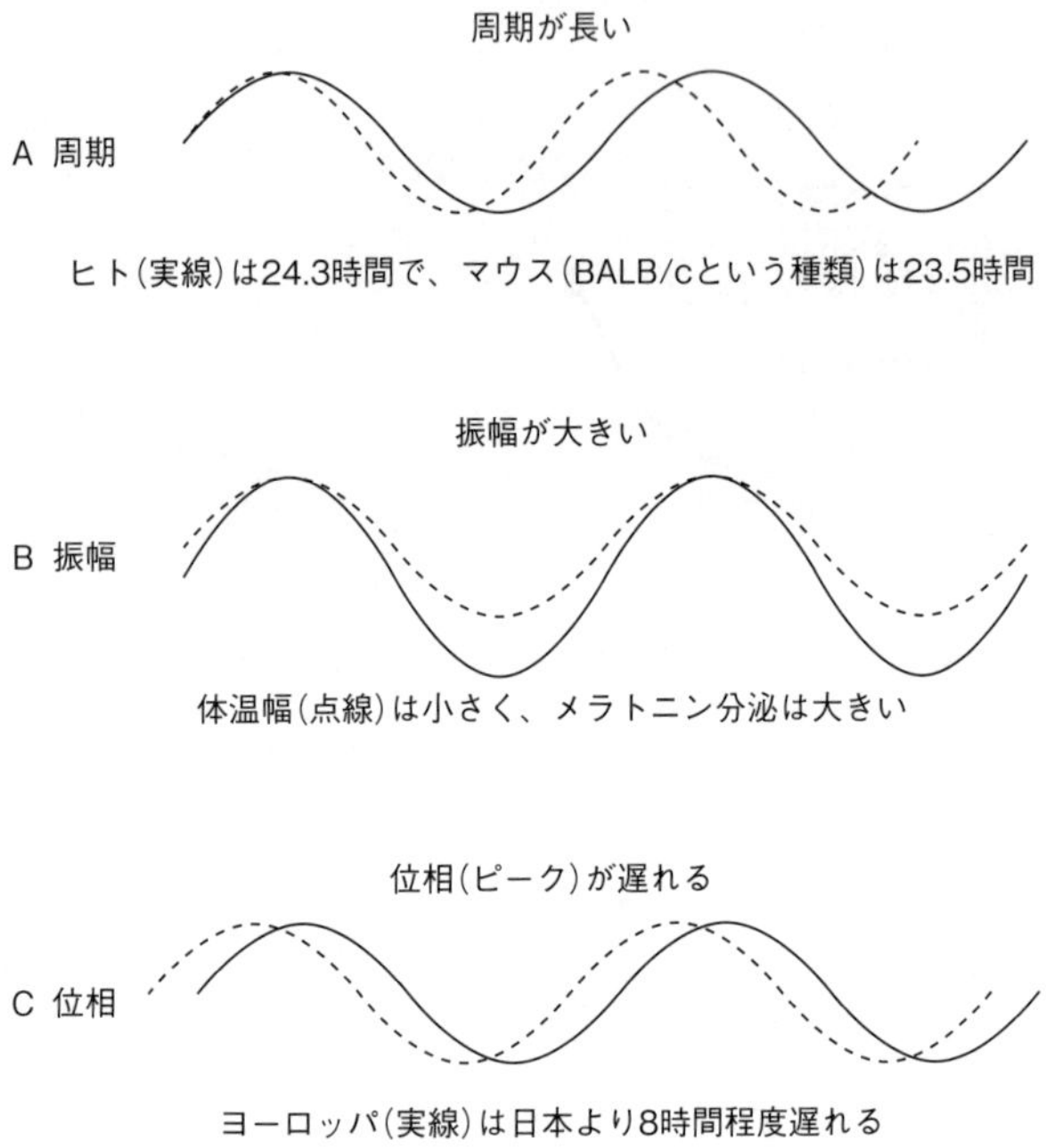

図1-6　体内時計の3要素

「恒常明」環境で飼育すると、最初は周期が大きく延長し、その後は無周期性のリズムを示しますが、この状態から、明暗が昼夜のリズムで変わる「明暗周期」環境に戻すと、直ちに図1-7の上のようなリズムを刻みます。図の下の部分は、明暗周期環境から、常に明るい状態の恒常明環境にした場合のデータで、個々の細胞のリズムが乱れてしまっていると推察されます。その総和として見かけ上活動リズムを失った状態になると考えられます。

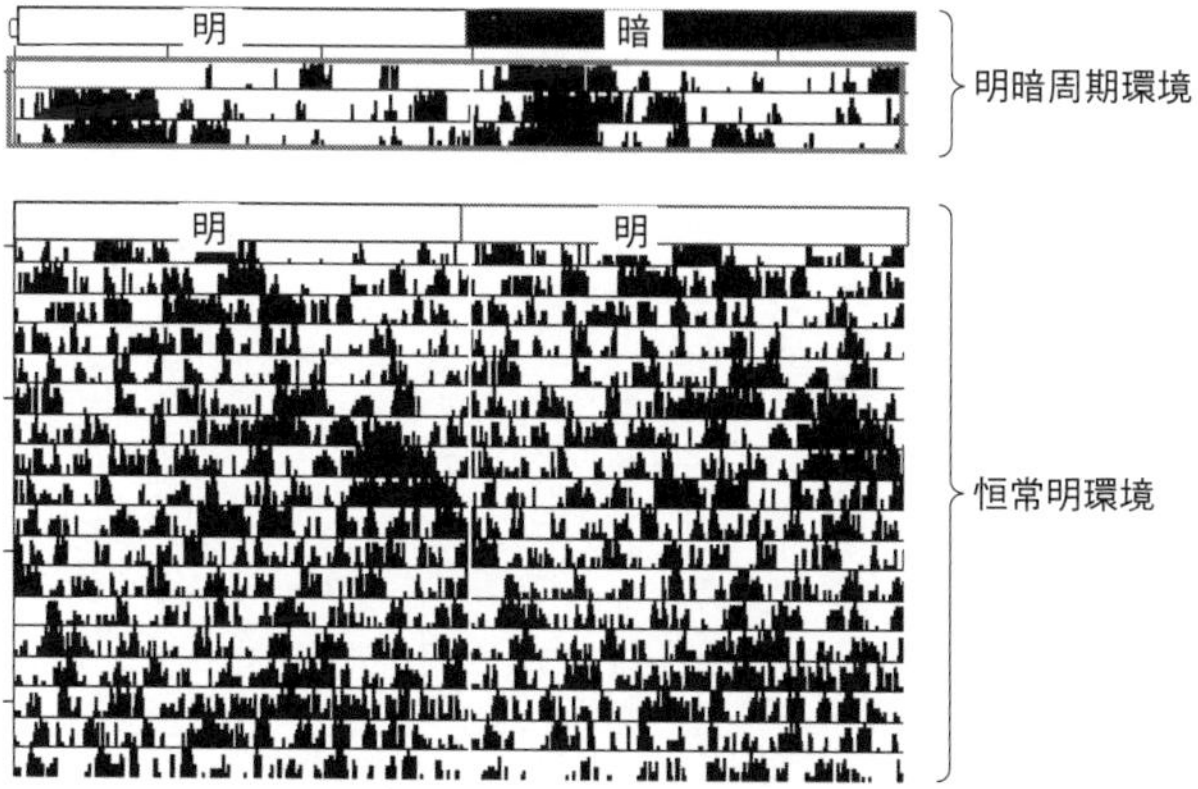

図１-７　明暗周期環境から常に明るい（恒常明）環境へと移動したときの、行動の活動リズムの変遷

ヒトの研究では光環境を恒常条件にすることが難しいので、実際に体内時計の周期を調べるデータはないのですが、マウスの実験やさまざまなデータから研究が進められています。

年齢差もある「振幅」

概日リズムの最低点と最高点がわかると、その差が振幅となります（図１-６B）。

一般的に強いリズムは振幅が大きいことが知られており、たとえば視交叉上核の*Per1*時計遺伝子発現リズムの振幅は大きいことがわかっています。また、メラトニン分泌リズムを血中で調べると、昼間はほとんど測定できないレベルですが、夜間に多く分泌するので、振幅は大きいといえます。

一方、体温リズムは朝低く、夕方高くなるという明確なリズムを示しますが、振幅は1・5℃程度の小さな変動です。しかしながらこのリズムは正確なので、体調を表す指標として重要であり、基礎体温を測定したり、入院して検温したりする場合などは毎日同じ時刻に行うことが原則となります。

また、乳幼児から高齢者までを調べると、赤ちゃんでは概日リズムの変動幅は小さく、高齢者も小さいことから、これらの世代ではメリハリが弱いリズムという表現で説明します。

睡眠と深くかかわる「位相」

日本は日付変更線から近いところに位置しているので、世界の中でも早く朝を迎えます。それに対してアメリカやヨーロッパでは遅くなります。つまり、日本の時刻とヨーロッパの時刻の時差といったことが、位相の差となります（図1-6C）。

先にも述べたようにマウスの視交叉上核の*Per1*遺伝子発現リズムのピーク時刻より、肝臓の*Per1*ピーク時刻は12時間ほど遅れているので、この両者には12時間の位相差があるといえます。

たとえばヒトを明暗条件が恒常暗の状態で生活させていると、光に影響されず活動リズムが24時間15分になります（「自由継続」：次項参照）。もともと明暗条件で暗期の終わり（朝）に光を当てると、活動リズムの位相が15分ほど前進するというしくみなのですが、暗期の途中（夜中）に光を当てると位相は15分ほど後退します。また、もともと明期だったところに光を当てても位相

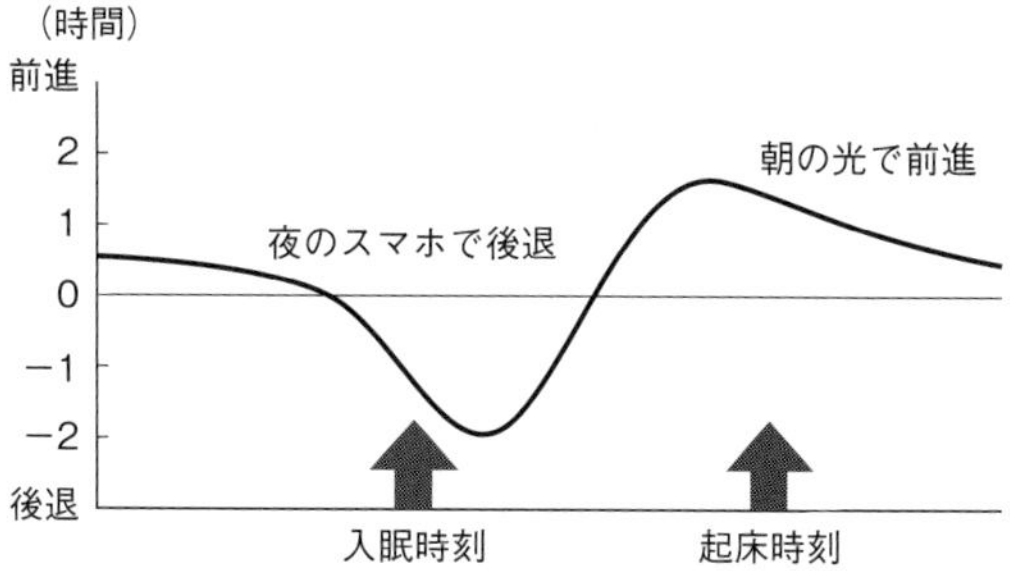

図1-8　光を与えたときの位相反応曲線

の変化は見られません。

光を当てた時刻を横軸に取り、実際の位相の変化（前進をプラス、後退をマイナスで表す）を示した曲線を、位相反応曲線と呼びます（図1－8）。我々人間が、明暗条件で生活しているときは、リズム周期が24時間より長いので、朝の光で位相が前進し24時間周期に合わせることが重要になります。

一方、夜の遅い時間にスマートフォンなどを使用し、体内時計の位相後退が起こると、体内時計が24時間より遅れていくことになります。就寝が遅く朝に起きられなくなり、朝の大事な位相前進時間帯に光を浴びられなくなると、さらに遅れたままになるのです。このように遅い時間帯に固定された体内時計を夜型時計と呼びます。

同調で時計のずれを修正

24時間よりずれた状態の体内時計の位相を前進させ、あるいは後退させて、24時間周期に合った状態の時計を作り出すしくみを同調といいます。同調の要因となる光などの刺激の影響を逃れて、固有の周期でリズムが現れている状態を自由継続といいます。

毎日の明暗刺激はまさに同調刺激になり、体内時計は24時間からずれた自由継続をしません。明暗周期環境下でマウスを飼育すると、マウスは夜行性なので普通は暗期が始まると食べ始めます。ところが明暗周期はそのままにして、食餌の時間だけを8時間前進させ、明期の真ん中に設定すると、肝臓の*Per1*遺伝子発現リズムは夜間から昼間に8時間前進した位相で固定されます。つまり、非活動期である明期の無理な食餌時間の同調刺激で、肝臓の時計が夜のピーク時刻から昼のピーク時刻に同調したということになります。

このように体内時計の位相を動かす、同調の要因となる外界の刺激を同調因子と呼びます。主時計は光が最も強い同調因子となります。一方、末梢時計は食事、運動、温度変化などが同調因子になることが知られています（図1－1）。

それ以外に、メラトニンや、ストレスをやわらげる働きなどがある副腎皮質ホルモン（コルチゾールなど）、コーヒーなども同調因子として知られています。さらに、同調因子となりうる機能性表示食品成分なども積極的に調べられています。これらの同調食品成分などの詳細は後述します。

24時間周期より長い周期の生物は毎日一時的に周期を短くする、あるいは位相を前進させることにより24時間に合わせています。一方、24時間周期より短い周期の生物は毎日一時的に周期を長くする、あるいは位相を後退させることにより24時間に合わせることができます。したがって、もしも22時間周期や26時間周期の生物がいたら、毎日2時間の位相後退や前進が必要となるわけです。

また、12時間の明期と12時間の暗期で飼育したマウスを、11時間ずつの明暗周期環境（1日が22時間）という条件の場合と、13時間ずつの明暗周期環境（1日が26時間）という条件の場合とでそれぞれ飼育した実験データがあります。どちらの場合もマウスは明暗に同調したリズムを示しました。ところが、同様の実験を、14時間ずつの明暗周期（1日が28時間）や10時間ずつの明暗周期（1日が20時間）で行った場合、同調ができないという結果が得られました。すなわち22時間から26時間周期のリズムの生物は地球上で生存できるのですが、それよりずれた周期を持つ生物は、誕生しても地球の24時間周期に適応できず、したがって現存していないのです。

1-5　朝型人間と夜型人間

朝型、夜型は遺伝で決まる？

人間には一般的に、朝から午前中に力を発揮しやすいタイプと、夕方から夜に発揮しやすいタ

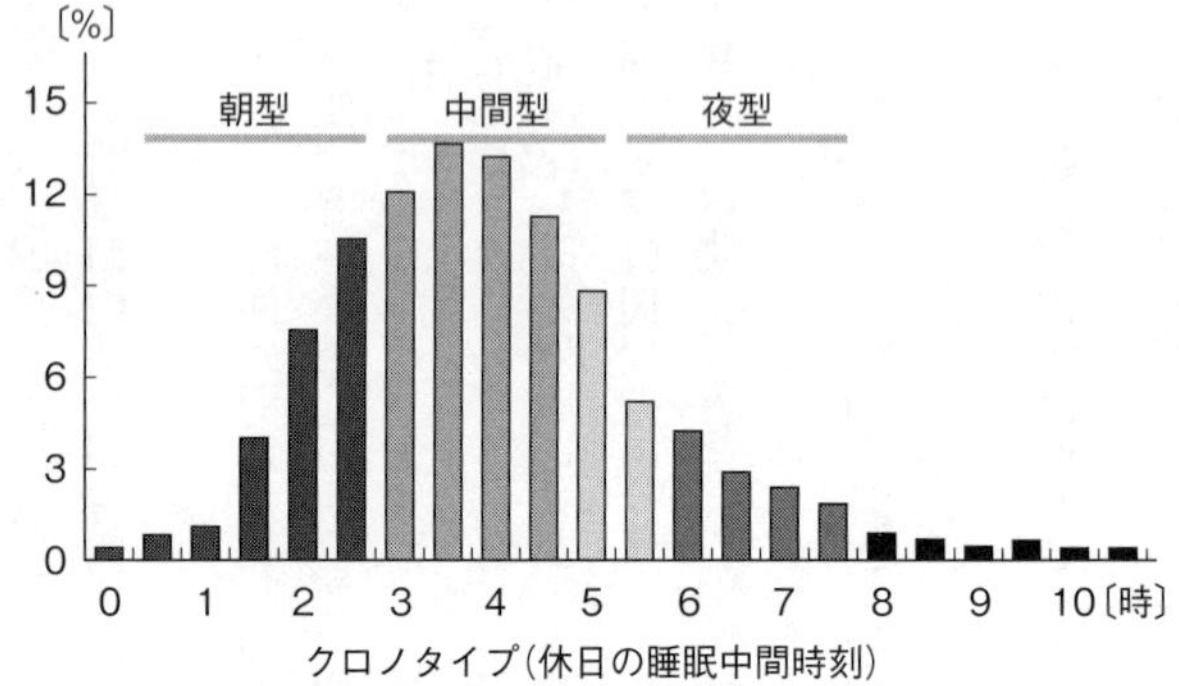

図1-9　休日の入眠・起床の中間時刻から分類した朝型、中間型、夜型の人数分布

Kitamura Sら（*Chronobiology International*, 2014）より改変

イプとがいます。このように人を朝型、夜型と分け、その中間の人を中間型と分類する方法があります。これは有名な朝型夜型質問紙という質問紙の得点で分けるやり方で調べられます。

別の質問紙（ミュンヘンクロノタイプ）を使った簡易な方法として、休日の入眠時刻と起床時刻の中間時刻を調べて評価する方法があります。これは、平日は無理に早めに寝て、起床していると、本来の自分自身の体内時計を反映していないのですが、休日は本来持っている自分自身の時計を反映しているという考え方がもとになっています。

中間時刻は、たとえば22時に寝て6時に起きるとその中間の2時となり、もし2時に寝て10時に起床すると6時となります。中間時刻から類推する朝型、やや朝型、中間型、やや夜型、夜型の目安の数字は、それぞれ2時、3時、4時、5時、6時となり、調査では中間型付近が一番多くなっています（図１－９）。詳細を知りたい場合は以下のホームページをご参照ください（https://sleepmed.jp/q/meq/）。

皆さんも何となく、自分の家系は早起きのようだとか、いや宵っ張りだろうなと感じることもあるかもしれませんが、実際に朝型や夜型には遺伝子がかかわっているのではないかと推測されます。それを裏付けると思われるデータもあります。睡眠相前進症候群のような朝型の家系を調べると、*Per2*遺伝子で一部変異が見られ、睡眠相後退症候群のような夜型の家系では*Per3*や*Clock*遺伝子の一部が変異していたのです。やはり遺伝的な素因によって朝型や夜型になっている場合はあるというわけです。

最近の70万人を対象としたゲノムワイド関連解析研究という新しい方法の調査では、朝型に関連する遺伝子が二十数個見つかり、朝型は気分障害や統合失調症のリスクが低いことがわかりました。このようにいろいろな因子で朝型を形成していると思われます。

遺伝的要因についてここまで述べてきましたが、とはいっても、大多数の人は学業・職業や他の社会的要因で生活リズムがずれ、朝型や夜型になっている場合が多いことも事実です。

夜型の方が肥満になりやすい？

サッカー選手を朝型、夜型に分け、ジャンプ力、6分間ダッシュ、俊敏性などを9時と18時に調べた結果、朝型は朝のトライアルで、夜型は夕方のトライアルで好成績であり、朝型も夜型も逆の時間帯では成績は悪いという結果となりました。

自転車漕ぎでどの時間帯に最大のパフォーマンスが出せるかという実験を、朝型、中間型、夜型で施行したところ、朝型は14～15時、中間型は16～17時、夜型は21～22時といった時間帯に最大値がありました。また朝型では日内変動は少なかったのですが、夜型は朝のパフォーマンスが低く、70％程度しか力を発揮できませんでした。

以上のようなスポーツにおける調査でも、スポーツ以外の調査においても、パフォーマンスを高めるためには、朝型は午前中を有効に使い、夜型は夕方から夜を有効に使うように計画してトレーニングだったり大事な場面だったりを組んでいけると、良いと思われる結果が出ています。朝型も夜型も、自分の体内時計を社会の時間に合わせられると問題はないわけです。

ところで、たとえば小中学校の始業時間は朝早く、一般的に社会は朝型です。夜型の人はそういった一般的な社会の時間からずれ、遅れた体内時計を持っている場合が多いので、社会の時刻と自分の体内時計の乖離（時差ボケ）が起こりやすく、このことが不調の原因になり、朝食欠食、肥満、睡眠障害、成績不良などにつながりやすいと考えられます。

また、肥満がなぜ起こりやすいかという視点で見ると、ある食事調査で、夜型の人は朝型の人に比較して菓子や脂肪分の摂取が高く、またアルコールの摂取頻度も高いことがわかりました。これらの食行動も肥満要因となり得ます。人間ドックのデータでも、夜型の中高年は、肥満、糖尿病、高血圧のリスクが朝型の人より高いことが報告されています。夜型の人は遅めで多めの食事を、場合によってはお酒を飲みながら過ごしているというイメージもあり、この結果に結びついている可能性もあります。

若い世代は夜型が多く、高齢になると朝型が多くなりますが、その原因はわかっていません。高齢者は習慣的にも体力的にも早寝早起きになりやすいので、そうするとますます体内時計の後退部分（夜の光）に光が当たりにくく、前進部分（朝の光）に当たりやすくなり、そういったことも要因の一つであると思われています（図１－８）。

第2章 時間栄養学

―「いつ」「何を」「どう」食べるかで体が変わる

食行動、食品、食品成分などが、体内時計の振幅、周期、位相などに影響する可能性を研究する学問として時間栄養学があります（図2－1A）。一方、朝食と夕食ではまったく同じものを食べても血糖値や血糖値を下げる働きを持つインスリンの分泌具合が異なるなど、体内時計が食や栄養の働く時刻を規定していることを調べる学問として時間栄養学があります（図2－1B）。そこで、ここでは、この二面性から時間と栄養の関係に迫っていこうと思います。

2-1 食べるものが体内時計に影響

最近、食品や食品成分で、体内時計に作用する可能性があるものが、報告されつつあります。ただ、機能性表示食品の分類では、体内時計の変調を改善する作用を表示することは認められていません。一方、睡眠に対する表示は認められていて、機能性表示では睡眠改善効果となっています。もちろん、体内時計は入眠や起床など睡眠行動を強く支配しているので、食べたものが体内時計に作用し、結果的に睡眠の改善が期待できることもあるでしょう。

実際いくつかのアミノ酸に、睡眠や体内時計に対する作用が知られています。そのなかで、ここではグリシン、トリプトファン、L－セリン、γ《ガンマ》－アミノ酪酸（GABA）、テアニン、オルニチン、ヒスチジンなどのアミノ酸について、またそれ以外の食品成分や化合物、生薬についても

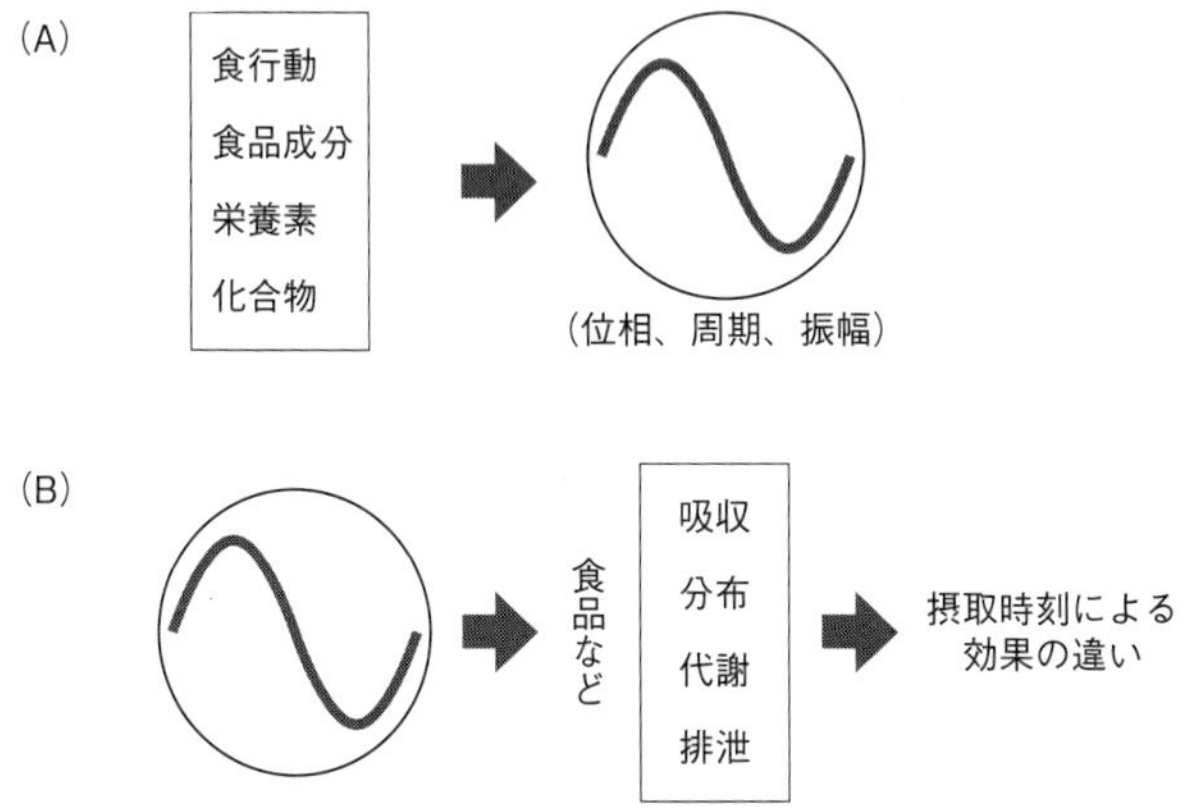

図2-1　A：食・栄養が体内時計に与える影響
B：体内時計が食・栄養の働く時刻を制御

解説していきます。

マウスの実験においては、いろいろな食品や食品成分あるいは漢方薬などが、時計遺伝子発現に影響を及ぼすことが報告されています。一方で、ヒトを対象とした研究においては、体内時計に影響を与えると明確にわかっている食品類はまだ少ないのですが、わかってきているものもあり、少し紹介したいと思います。表2-1に、以下の食品成分の働きをまとめています。

シジミは睡眠も改善?

アミノ酸をいくつか紹介していきますが、まずはシジミに豊富に含まれているオルニチンです。シジミから成分を濃縮したものや、合成などで作られたものが市販されています。一般的には疲労回復や二日酔い、あるいは睡眠に良い

	食品成分	概日時計への作用経路
インスリンを介した経路	水溶性食物繊維	短鎖脂肪酸のGPR41/43を介したGLP-1分泌によるインスリン分泌促進
	DHA EPA	GPR120を介したGLP-1分泌によるインスリン分泌促進
	オルニチン	GLP-1分泌によるインスリン分泌促進
インスリンを介さない経路	タンパク質	グルカゴン・IGF-1分泌促進
	水溶性食物繊維	短鎖脂肪酸産生増加および交感神経活性
	カフェイン	cAMP/Ca^{2+} シグナル活性
	ノビレチン	ROREを介した*Bmal1*遺伝子の転写活性調節
	茶カテキン（EGCG）	Sirt（サーチュイン）1-PGC1α ループ制御
	プロアントシアニジン	Nampt/NAD^{+}を介した時計遺伝子調節
	生薬（猪苓・柴胡）	不明
	グリシン　L-セリン	GABA
	トリプトファン	メラトニン
	テアニン	NMDA/GABA
	ヒスチジン	ヒスタミン
	レスベラトロール ピセタノール	サーチュイン
	ウロリチンA	不明

表2-1　体内時計に作用する食品成分・栄養

佐々木裕之、柴田重信（生化学93巻、2021）

といわれています。

我々は、オルニチンをマウスに投与することで、血中ＧＬＰ－１（食事を摂って血糖値が上がると、小腸にあるＬ細胞から分泌され、膵臓のインスリン分泌を促進する働きのあるホルモン）の上昇とインスリン濃度の上昇が見られ、それが肝臓の時計遺伝子、*Per2*の位相シフトを引き起こすことを報告しました。さらに我々は、マウスの細胞の研究から、このように時計遺伝子に作用する可能性を見出していたので、ヒトでの研究も行いました。

中高年の健常者にお願いし、１週間にわたって毎日、試験食品のオルニチン４００㎎を就寝前に飲んでもらいました。比較のために影響の出ない対照食を飲んでもらう対照群と共に、夕方から23時近くまで、薄暗い中で唾液を採取し、メラトニンの量を調べました。このメラトニンの分泌リズムを調べる方法は視交叉上核の体内時計を間接的に観察できる方法として広く用いられているものです。

今回のオルニチンの実験はクロスオーバー試験（すべての被験者が両方の条件下で実施する試験）といい、最初の１週間に対照食を摂った人は次の１週間はオルニチンを、最初の１週間にオルニチンを摂った人は次の１週間は対照食を摂取するというやり方で行いました。その結果、各週でオルニチンを摂取したグループはもう一方のグループと比較して、眠りを誘うホルモンとして知られているメラトニンの分泌リズムが有意に１時間程度遅れることがわかりました。

このことから、オルニチンを摂取すると体内時計が夜型化する可能性が考えられ、特に極端な朝型の人にとってはメリットがあるかもしれません。極端な朝型になりがちな高齢者にとって睡眠の改善につながる可能性があります。

豆類や大豆加工食品で早寝早起き体質に？

アミノ酸であるL‐セリンは、神経伝達物質であるGABAの作用を増強し、鎮静効果があると考えられます。GABAは視交叉上核に豊富に含まれていることから、L‐セリンの体内時計に対する作用が調べられました。

明暗周期を前進させて新しい明暗環境に順応するまでの期間を測る実験では、L‐セリンを投与したマウスではその時間が短縮し、順応しやすかったという結果が出ました。

また、GABA受容体の働きを阻害するとL‐セリンの作用も阻害されたという実験があり、睡眠をもたらすことで知られるGABAはL‐セリンの作用機序に関与している可能性が考えられます。

ヒトでは、入眠前にL‐セリンを摂取すると、夜間のメラトニン分泌リズムの位相が前進しました。したがって、L‐セリンは、若者に多い夜型の人が入眠薬として服用することで、体内時計を朝型に持っていけるかもしれません。L‐セリンは大豆などの豆類や大豆加工食品などに含まれています。

豚肉、ホタテ、イカは目覚めを良くするかも

味の素が販売している、これもアミノ酸であるグリシンのサプリメントは、睡眠作用を有する機能性表示食品として市販されています。その入眠に導くメカニズムとして、視交叉上核に対する作用や体温低下などがあげられています。ただ、体内時計に対する作用に関しては、十分に解明されているとはいえません。

目から視交叉上核へ光の情報を伝える際には、グルタミン酸を神経伝達物質として使用しますが、グリシンはその受容体を活性化させる作用があるので、光に対する反応を促進させる可能性があります。すなわち、寝る直前に摂取したグリシンが明け方に効き、朝の光による体内時計の位相が前進し、メラトニン分泌の抑制をもたらす可能性があります。そのため朝の目覚め感を良くするのではないかと考えられています。グリシンは豚肉や魚介類（ホタテ、イカ）に多く含まれています。

タンパク質豊富な朝食を摂っておくと、夜良く眠れる？

必須アミノ酸（体内で十分に合成されないため、食品で摂る必要のあるアミノ酸）であるトリ

プトファンは、脳内の脳幹にある縫線核《ほうせんかく》という部位で、神経伝達物質として重要なセロトニンへと合成されます。

セロトニン受容体は主時計の視交叉上核にも発現していますが、その一つに刺激薬を作用させると、体内時計の位相を変えることが認められています。したがって、トリプトファンがセロトニンとして作用する可能性があります。

またセロトニンは、脳の松果体というところでメラトニンへと合成されます。メラトニンは視交叉上核からの情報を直接受け取り、夜に増加し睡眠を引き起こします。また、トリプトファンを多く含む朝食を摂取し、明るい光を浴びて日中を過ごすことにより、夜間のメラトニンの分泌量が増加したとの報告があります。トリプトファンを多く含む食品には豆腐や納豆などの大豆製品や牛乳、チーズ、ヨーグルトなどの乳製品、バナナや卵などがあり、朝食にタンパク質が豊富な食事を心がけると夜の睡眠に効果的です。

また、サプリメントとしてのトリプトファンの摂取によって睡眠が改善したとの報告があり、アメリカ合衆国ではよく使用されています。

ストレスにＧＡＢＡやテアニン

次に、リラックス効果で眠りを導く可能性が考えられるＧＡＢＡとテアニンについて紹介します。

ＧＡＢＡは、脳内において重要な抑制性の伝達物質として知られ、ＧＡＢＡ受容体の作用を増強するベンゾジアゼピン系薬物には、抗不安効果や睡眠促進効果が認められています。また、ベンゾジアゼピン系薬物の一つが、ハムスターの視交叉上核の時計遺伝子発現をリセットすることがわかっており、ＧＡＢＡが体のリズムを整える可能性も考えられます。この作用はメラトニンの時計リセットのしくみと似ていることも知られています。

ところで、食べものに含まれているＧＡＢＡが、脳内に取り込まれる可能性についてはよくわかっていません。したがって、ＧＡＢＡによる入眠作用というのは、脳内においてではなく交感神経での緊張の軽減や、末梢臓器での抗ストレス作用などが起こっているということだと思われます。そのことによって二次的に睡眠誘発が起こっていることが考えられます。

ちなみにＧＡＢＡが含まれる食品には、トマトやパプリカなどの野菜、バナナやメロンなどの果物、ヨーグルトなどの乳酸発酵食品などがあります。最近ではＧＡＢＡ入りのチョコレートなどが売られているのを目にするようになりました。

また、テアニンという、緑茶の中に非常に多く含まれるうま味成分は、脳内においてドパミンの放出を増加させることがわかっています。ドパミンは幸福感をもたらすホルモンともいわれており、だから美味しいお茶は癖になるのかもしれません。テアニンは、大脳皮質の受容体に結合し、シグナル伝達に影響していることが示唆されました。その受容体が視交叉上核への光伝達に重要であり、テアニンが体内時計に作用する可能性が指摘されています。

テアニンは、動物試験では神経保護作用や抗ストレス作用、抗うつ作用などが報告されており、脳内のGABAの量を増加させることにより入眠を促進している可能性があります。ヒトを対象とした単回摂取実験では、テアニンの摂取が副交感神経を活性化させることによってα《アルファ》波の放出を促進させ、これが抗ストレス作用を及ぼすのだと考えられています。

また、サプリメントとしては、中枢のGABA系を増加させるテアニンと、末梢のGABAを増加させる経口投与用のGABA、この両方が入ったものがあり、作用機序から考えて理にかなっています。

青魚で目覚めすっきり？

ヒスチジンは体内時計のリセット効果をもたらす可能性のあるヒスタミンの材料となるアミノ酸です。前述のグリシン、L-セリン、GABAなどと異なり、ヒスタミンは覚醒作用を有する脳内伝達物質なので、寝る前に摂取するのではなく、朝に摂取することで体内時計を朝型に合わせることを期待するアミノ酸です。

マウスの基礎研究では、視交叉上核にヒスタミンが作用することはよくわかっています。詳しくは専門的になるので省略しますが、この作用については、シグナル伝達に働く Ca^{2+}（カルシウムイオン）やｃＡＭＰ（環状アデノシン一リン酸）という物質が促進、増大することで、説明されています。ヒスタミンは、アレルギー反応によって、マスト細胞（肥満細胞）という炎症や免疫反応などの生体防御機構に重要な役割を持つ細胞から出てくる有名な物質でもあり、痒み、蕁麻《じんま》疹《しん》、低血圧を引き起こす可能性があります。

ヒスタミン受容体をブロックする、いわゆる抗ヒスタミン薬は、脳に作用すると眠気を催します。したがって風邪薬などに入っている抗ヒスタミン薬は車の運転などには注意喚起がされています。さらに、抗ヒスタミン薬自身が睡眠薬として市場に出ています。ちなみに、花粉症などの予防にも抗ヒスタミン薬を使いますが、これは中枢作用が非常に弱いものが選択されています。

一方、市販品として買えるヒスチジンは朝の目覚め感を良くする可能性があります。機能性表示としては、「本品には〝ヒスチジン〟が含まれます。〝ヒスチジン〟は日常生活で疲労を感じる方の疲労感を軽減し、頭が冴えない・注意力低下といった疲労に伴う感覚の緩和、単純な記憶や判断を必要とする作業の効率向上に役立つ機能があることが報告されています」と書かれています。

ヒスチジンは青魚に多く含まれていますが、傷《いた》んでくるとヒスチジンからヒスタミンに変化して、これを食べるとアレルギーのような症状を起こすこともあるので要注意です。

赤ワインで夜型生活も肥満も改善!?

赤ワインに豊富に含まれる抗酸化物質として知られるポリフェノールの一種、レスベラトロールは、赤ワインを飲む地域の人は寿命が長いということから研究されるようになっています。酒飲みが長寿であるといったフレンチパラドックスでも知られています。レスベラトロールは、長寿にかかわっていることが知られているサーチュイン遺伝子を増やす働きがあります。

サーチュイン遺伝子は体内時計に作用して、その効果を発揮している可能性があると思われました。そこで、我々はパッションフルーツに含まれ、レスベラトロールと構造式が似ているピセタノールという物質が、体内時計に及ぼす作用を調べました。その結果、高脂肪食を投与することで体内時計が遅れるように操作したモデルマウスに対して、ピセタノールはこの遅れを阻止できるということがわかったのです。

ピセタノールは抗肥満効果があることはすでに知られていることから、ヒト社会に応用すると、脂肪摂取が多くて夜型指向になっている人に対して、体内時計を改善させながら肥満も抑えていくという食品素材になることが期待できそうです。

食物繊維たっぷりの朝食は体内時計を整える

大腸まで到達した水溶性食物繊維は腸内細菌によって発酵・分解を受け、その代謝物として短鎖脂肪酸が産生されます。我々は、短鎖脂肪酸が末梢時計の位相調節に働くことを見出しました。なお、腸内細菌が産生する短鎖脂肪酸には、酢酸、酪酸、プロピオン酸があります。乳酸も腸内細菌で産生されますが、厳密には短鎖脂肪酸には含めません。

図２－２に示したように、短鎖脂肪酸のなかでも酪酸やプロピオン酸が、ＧＬＰ－１の血中への分泌を促進し、膵臓のβ《ベータ》細胞に存在する受容体に結合してインスリン分泌を促進し、時計遺伝子を同調させます。

また、水溶性食物繊維として、難消化性コーンスターチや、ユーグレナといったものを使った研究を行いました。これらにはパラミロンという多糖類の食物繊維が豊富に含まれるのですが、それによって産生された短鎖脂肪酸と、肝臓や大腸の時計遺伝子発現量の相関性を調べたところ、これらの食物繊維を摂取すると、ある時計遺伝子の発現が一過性に低下することがわかりました。

その作用によって同調作用を引き起こす可能性があるということになり、したがって、朝食に食物繊維が豊富な朝食を摂ることは、末梢時計をリセットすると考えると筋が通ります。

朝はご飯と魚で体内時計をリセット

魚油に含まれているドコサヘキサエン酸（Docosahexaenoic acid：ＤＨＡ）やエイコサペンタエ

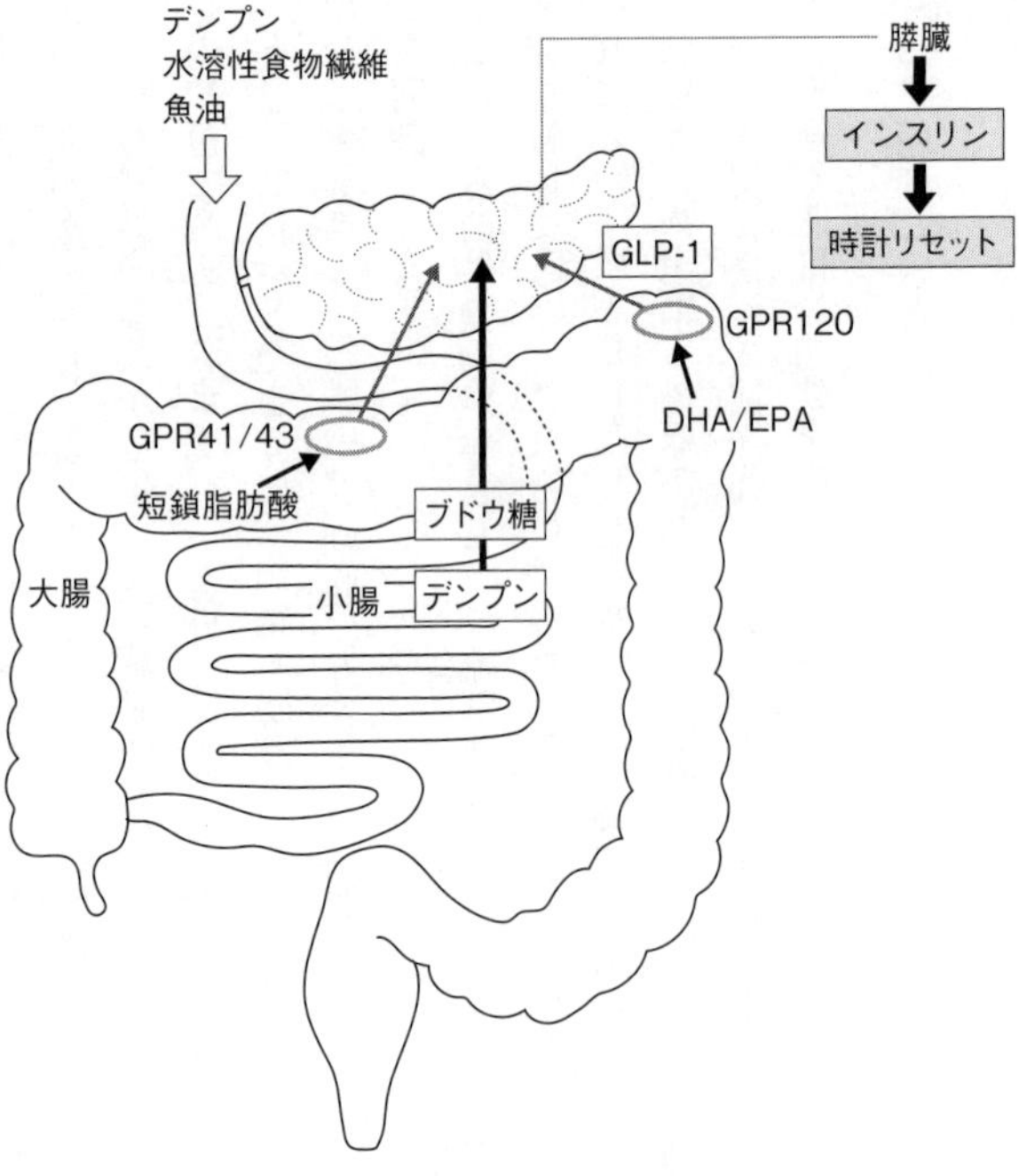

図2-2　デンプンと、水溶性食物繊維や魚油を摂ったときの体内時計リセット効果の増強

短鎖脂肪酸のなかでも酪酸やプロピオン酸が、大腸L細胞という腸管内分泌細胞中のGタンパク質共役受容体（GPR：G protein-coupled receptor）41やGPR43というところに結合することで、GLP-1（グルカゴン様ペプチド－1）の血中への分泌を促進。GLP-1は膵臓のβ細胞に存在するGLP-1受容体に結合し、インスリン分泌を促進し、時計遺伝子を同調させる。

魚油に含まれているDHAやEPAは、食物繊維と似た経路で、GPR120からGLP-1の分泌を介してインスリン分泌を促す経路が関与している。

ン酸（Eicosapentaenoic acid：ＥＰＡ）といった不飽和脂肪酸も、体内時計の位相調節作用を持っています（図２－２）。

では、先に述べた水溶性食物繊維や、魚油を単独に摂取することによって体内時計はリセットされるでしょうか。結果は、単独に与えても体内時計のリセットは起こらなかったのです。つまり、デンプン質や糖を摂取しインスリンが上がりやすい状態にすることによって、ＧＬＰ－１を介したインスリンの分泌の増強が現れて初めて、効果を生み出すことがわかったのです。すなわち、ご飯を食べるときに、魚や水溶性食物繊維を同時に摂ることが重要なのです。

したがって、朝、ご飯などの炭水化物と魚を一緒に摂ると、ＧＬＰ－１の働きによって、朝ごはんの炭水化物量が少なめでも、末梢体内時計の同調が効果的になります。この研究では、他の脂質成分の関与の可能性も調べられましたが、動物性脂質、バターなどの乳脂肪、大豆・ゴマなどの植物油には、ＤＨＡやＥＰＡのような作用は見られませんでした。

肥満を抑え、体内時計も整える柑橘類

シークワーサーなどの柑橘系植物に含まれているノビレチンという物質があります。これはポリフェノールの一種であるフラボノイドの一つで、血糖値の上昇を抑える働きなどがあるといわれています。

ノビレチンは、ある時計遺伝子と時計遺伝子産物に作用することで、2次的に時計遺伝子*Per2*の振幅増強作用をもたらし、概日リズムを整えます。さらに、高脂肪食摂取によって乱れた概日リズムを改善して、肥満を抑制することも報告されています。

我々は、*Per2*時計遺伝子発現リズムを観察し、ノビレチンや他のフラボノイドが、このリズムの周期や振幅に影響するかどうか調べました。その結果、ノビレチンは他のフラボノイドより、投与の用量を増やすにしたがって周期を延ばし、かつ振幅を増大させました。

また、位相については、ノビレチンを培養途中で滴下し、調べました。光は、夜のはじめの方に与えると視交叉上核の時計遺伝子発現リズムが後退し、夜の終わりの方に与えると前進することが知られていますが、光を与えるのと似た刺激となるようなタイミングで、ノビレチンを与えるというやり方で行いました。

その結果、ノビレチンを与えるのが、*Per2*遺伝子発現リズムが漸増するタイミングでは位相前進を、逆に漸減するタイミングでは位相後退が見られました。すなわち、実験ではノビレチンは光と似たような体内時計への作用がある可能性が示唆されたのです。

年齢別ザクロの食べどき!?

ザクロのポリフェノールとして知られているウロリチンA（UA）は、ザクロやクルミなどを食べると腸内細菌によって代謝されることで作られます。線虫にＵＡを与え続けると寿命が延びることや、老齢マウスにＵＡを与え続けると活動持続時間が延びたり、筋肉の萎縮の抑制などが起こることが知られており、ＵＡの効能として報告されています。老化では体内時計機能が低下することがわかっているので、ＵＡが時計遺伝子発現に影響するようであれば、老化に伴う各種生理機能低下の予防に役立つ可能性があります。

ＵＡを培地に持続的に添加し、*Per2*遺伝子発現リズムを指標として、周期と振幅を観察した結果、ＵＡの濃度が上がるほど周期が延長し、振幅が増大する作用があることがわかりました。この作用は前項のノビレチンに類似していました。

次にＵＡに位相変動作用があるか否かを調べる実験を行いました。その結果、位相後退作用が顕著に見られました。この培養実験では*Per2*遺伝子発現リズムを、ヒトの髭の*Per3*遺伝子発現リズムと重ねて考察しました。早朝から昼にかけての、発現リズムが低下する時間帯にＵＡを摂取すると、大きな位相後退と振幅増大を引き起こしました。

高齢者は一般的に種々のリズム位相が早くなり、朝型タイプが増え、かつリズムの振幅（メリハリ）が減弱しています。したがってこの時間帯にＵＡを摂取することは、体内時計の超朝型化を防ぎ、メリハリを良くする可能性が考えられます。

一方、昼から午後にかけてのＵＡ投与は、位相を前進させる効果を示しました。したがって、夜型が多い若者から中年にかけての、超夜型の改善につながる可能性が考えられます。

朝の目覚めに、緑茶や赤ワインの成分

緑茶に多く含まれているカテキンの一種である、エピガロカテキンガレートは、概日時計を制御するサーチュイン遺伝子発現を介して体内時計を調節しているらしいということがわかってきました。

また、カテキンが重合した構造を持っている、プロアントシアニジンという、赤ワインに豊富に含まれている成分には、肝臓や腸の*Per2*などの時計遺伝子発現を調節する作用があります。我々は、プロアントシアニジンを朝投与することが朝の光照射と類似して、*Per2*時計遺伝子の位相前進をもたらすことを見出しました。

生薬や漢方薬

一般医薬品や処方薬、健康食品としても販売されている漢方の成分となっている生薬にも概日時計の調整作用を持つものが明らかとなっています。

我々は114種の生薬から40種を選択し、マウスで実験を行いました。その結果、猪苓《ちょれい》と柴胡《さいこ》に体内時計の位相調節作用が見られることがわかりました。これらの生薬は、利尿作用や慢性肝

炎の治療に使用される生薬であることから、腎臓や肝臓の概日時計調節に役立つ可能性があることを示唆しています。

ネムノキの樹皮は、漢方では不安や不眠を改善するための処方に配剤されてきました。確かにネムノキの皮成分から抽出された物質に、睡眠の質改善作用が見出されました。そこで、ネムノキの樹皮抽出成分が体内時計遺伝子発現に影響するか否かについて調べてみました。

細胞実験では、*Per2*遺伝子発現が漸増するタイミングでネムノキの樹皮成分を投与すると、位相前進が認められました。また、マウスを使った実験では、４日間投与すると位相前進が見られました。したがって、夜型化した人が入眠時に服用すると、入眠効果と時計前進作用が相まって、朝型化への手助けになる可能性があることが示唆されました。

2-2 体内時計が食・栄養の働きをコントロール

前節では、いくつかの食品や食品成分が体内時計に作用する可能性について紹介しました。ここでは、その栄養成分の働きを体内時計がコントロールしている例を、表２－２にまとめながら、いくつか紹介します。

トマトの抗酸化作用

赤い色素のリコピンはニンジンやスイカにも含まれていますが、なんといってもトマトが有名ですね。強力な抗酸化作用によりさまざまな疾患を予防する効果が期待されています。ラットやヒトで、朝食、昼食、夕食に相当する時間にリコピンを摂取して、血中濃度の変化がいずれの時間で一番上昇するかを調べた研究があります。それによると、ヒトの朝に相当する活動期のはじめの時間帯が一番血中濃度が高くなりました。昼は夜に比べて体内に酸化物質が増えてくることから、朝食べておくことがよさそうです。

朝食は1日のなかで長く絶食状態になった後に食べる食事であり、絶食中に胆のうに胆汁が十分にたまり、それが朝食の刺激で放出され、脂溶性であるリコピンが脂肪と同様に効率よく吸収され、血中濃度が高くなったものと考えられます。ただこの研究では、リコピンが持つ抗酸化作用の効果についての朝夕の摂取時刻の差については調べられていないので、抗酸化作用にも体内時計がかかわっているのかをより詳しく調べる必要があり、今後の課題です。

ところで、GABAを豊富に含むトマトが最近開発されています。同じトマトでも、GABAの睡眠を助ける効果を考えるなら、夕方に摂取する方が良いかもしれません。

	朝		夕	
食品	成分	作用	成分	作用
乳製品	タンパク質	筋肉	カルシウム	骨
納豆	タンパク質	筋肉	ナットウキナーゼ	血液凝固
			イソフラボン	骨
トマト	リコピン	抗酸化	GABA	睡眠
お茶	カフェイン	朝型リセット	カテキン	糖尿病
		抗肥満	テアニン	睡眠
菊芋	イヌリン	便通、腸内細菌、抗血糖		
ゴボウ				
ゴマ	セサミン	抗コレステロール		
魚油	DHA、EPA	脂肪肝軽減		
		朝型リセット		

表２-２　朝、夕で違う、体内時計が食・栄養の働きに及ぼす作用

朝ごはんの魚と脂肪肝

次に、ＤＨＡやＥＰＡを豊富に含み、脂質代謝改善効果を有する魚油に着目し、摂取時刻の違いがその機能性に与える影響について、マウスを用いて調べた研究報告について述べたいと思います。

結果として、マウスの活動開始時間帯（ヒトの朝食時に相当）に魚油を摂取した群の方が、活動終了時間帯（ヒトの夕食時に相当）に摂取した群に比べて、血中のＤＨＡおよびＥＰＡ濃度が増加していました。これは、脂質の吸収効率が朝の方が良いことを示していると思われます。

この研究では、果糖による脂肪肝のモデルマウスを使用しており、中性脂肪やコレステロールの軽減効果を指標とすると、やはり朝の摂取で抑制効果が顕著に見られました。最終目標である脂肪肝の軽減作用でも、DHAとEPAの朝摂取の有効性が確認できたと報告されています。

さらに、ヒトを対象とした介入研究でも、朝食時の魚油の摂取が脂質代謝の改善に効果的であったということです。前節で体内時計に作用する食品成分で、DHAやEPAといった魚油がGLP-1を介して末梢体内時計をリセットさせることを述べましたが、今回の脂肪肝抑制作用も考慮すると、朝食時に魚油を摂取すると、体内時計を朝型にする効果と脂肪肝を抑制する効果の両方に有効であると思われます。

ゴマと脂質代謝

ゴマに含まれるリグナン類であるセサミンの脂質代謝改善効果について、我々はラットを使って投与時刻との関連を調べた研究を行いました。高脂肪食を与えた脂質代謝異常のモデルラットを中心に、セサミンの脂質代謝改善効果が投与時刻によって変わるかどうかを検証するものでした。

この結果、毎日継続して活動開始時間帯（ヒトの朝に相当）に摂取することが血中の総コレステロールを低下させるという効果が示されました。その要因としては、ある転写因子によりコレステロール合成系の抑制が起こったり、肝臓からのコレステロール排泄の抑制が起こったり、という可能性が考えられます。

また中性脂肪では、わずかに活動停止時期（ヒトの夜に相当）に投与する方がより好ましい傾向にありました。

さらに、セサミンやその代謝物の血中や肝臓での変化は投与時刻の影響を大きく受けることはありませんでした。つまり、セサミンは、吸収や代謝プロセスでは投与時刻の影響を受けないものの、魚油と同様に、活動開始時刻での摂取（ヒトでは朝ごはんに摂ること）がより効果的であることがわかったのです。

夕食時の緑茶は血糖値を抑える？

緑茶の主要なポリフェノールであるカテキンには、血糖値の降下作用があることが知られています。我々はヒトを対象として、高濃度カテキン緑茶の食後血糖値の抑制効果を朝食時と夕食時で比較しました。そして、インスリンの分泌に対しては朝夕で差異が認められなかった一方で、血糖値の上昇は、夕食時の緑茶摂取によって顕著に抑制されることを報告しました。

同一被験食を朝、夕で摂食した場合の血糖値の上昇は、夕方で顕著であることが知られており、夕食後の高血糖の抑制を目指す場合には、夕方に緑茶を摂取することは理にかなっているでしょう。

次にマウスの研究で、朝もしくは夕方にカテキンを1週間投与し、その後、朝と夕に糖負荷実験を行いました。夕食に糖を与えた場合、夕食でカテキンを摂食していた群は、カテキンを与えていなかった群に比較して、糖による血糖値上昇が有意に小さかったという結果でした。一方、朝食に糖を与えた場合は、夕食のカテキン投与群とカテキンを投与しなかった群との間に差は見られませんでした。また、朝食のカテキン投与群には、夕食の糖負荷と朝食の糖負荷の間でこのような違いは観察されませんでした。

ヒトの研究で、高濃度カテキン茶を1週間毎日、朝食、もしくは夕食に摂取したときの血糖値を比較すると、先の単回投与と同様に夕方の方が効果的で、かつ血糖の抑制効果も同等の大きさでした。

以上のマウスとヒトのカテキンの慢性投与実験をまとめると、高濃度カテキンの血糖抑制作用は夕方が効果的で、この効果には摂取時刻の記憶機構が働き、また、耐性などは見られないということになります。したがって肥満・糖尿病の疑いがある人は、夕食時に高濃度カテキン茶を飲むことをすすめたいと思います。

ところで、お茶にはカフェインが比較的高濃度に含まれています。我々は、カフェインの時間栄養学的研究からは、朝に摂取すると末梢時計を朝型にリセットできること、また、抗肥満効果は夕摂取より朝摂取で効果的であることを見出しています。ただ夕方飲む場合は、睡眠への影響を考えてカフェインが少なめのお茶の方が良いでしょう。

牛乳や卵は筋肉には午前、骨には夕方

牛乳や乳製品も摂取する機会が多いと思いますが、時間栄養学的な視点での研究成果はあるのでしょうか。残念ながら直接的な証拠が得られている段階ではないのですが、時間栄養学的な視点で考察してみましょう。

乳製品や卵を朝に摂取する場合、タンパク質を効率よく供給するという点で、良い効果をもたらします。一般的に、朝はタンパク質の摂取量が夕食に比較すると半分程度であることが報告されています。したがって、朝は慢性的にタンパク質不足が懸念されます。朝ごはんで意識的に摂るか、午前中の間食時などにタンパク質やアミノ酸を補給するようにしたいところです。特に高齢者では、サルコペニア（加齢などにより筋肉量が減少して身体機能が低下すること）などに有効であろうと思われます。

一方、カルシウムの供給源と考えると、乳製品を夕方に摂取することは、効果的と考えられており、特に高齢者の骨粗鬆症の予防に役立つ可能性があります。我々が行ったマウスを用いたカルシウム吸収実験では、夕方の方が効果的で、さらに難消化性デキストリンやイヌリンなどの水溶性食物繊維を一緒に摂ると、より効果的であることがわかりました。

また、牛乳や卵では、ビタミンDが強化された製品もあり、ビタミンDがカルシウムの吸収を促進させることを考えれば、これも理にかなっています。

ただし、牛乳や乳製品は乳脂肪が多く含まれているので、肥満予防を考慮するのであれば、脱脂系の製品が望ましいと思います。また、卵では、DHAとEPAが強化された卵も市場にあることから、先のDHAとEPAの時間栄養学の成果を踏まえれば、この卵は朝食に向いているのかもしれません。

朝ごはんの定番、納豆は夕食でもさまざまな効果が

納豆は朝の定番食品ですが、本当にそのとらえ方でいいのでしょうか。夕方の納豆摂取は時間栄養学的な意味はないのか、解説します。

納豆はいうまでもなく大豆製品であり、豊富で良質なタンパク質を含んでいます。したがって朝のタンパク質不足を改善できそうですし、サルコペニア予防にも良いでしょう。また、大豆には難消化性のタンパク質も含まれており、我々の研究からも、難消化性タンパク質は腸内細菌の餌になり、有用な働きを行うことがわかっています。朝食の「セカンドミール効果」(朝食で摂ったものの効果が昼食や夕食時にも続くこと)を期待する意味においても、またおそらく便通にも良い効果を期待するのであれば、朝がおすすめでしょう。

一方、夕食での摂取ではどうでしょうか。納豆にはビタミンＫが豊富に含まれています。ビタミンＫは骨の合成系に必要なビタミンですが、骨の合成は夜に起こりやすく、夕方摂ることに意味があります。

また、納豆にはナットウキナーゼが含まれており、血栓予防に効果的です。血液凝固系の働きは朝に強くなると考えられており、朝にナットウキナーゼの効果を出すためには、夜に納豆を摂っておくと良いという可能性が考えられています。ところでナットウキナーゼは酵素なので熱に弱く、実はご飯にかけずに食べたり、納豆サラダとして食したりするとより予防効果があるかもしれないのです。

ただ一方で、納豆のビタミンＫは、抗凝固剤であるワーファリンの作用と拮抗するものになります。ワーファリン服用時は納豆を摂ることに注意が必要になります。

また、納豆をご飯と一緒に摂ると血糖値の上昇が緩やかになる可能性があります。粘り成分はデンプンの分解を緩やかにするのです。また、食事摂取の順序効果（血糖値を急激に上げないため、食物繊維を含むサラダなどやタンパク質、脂質を含む食品を先に食べ、その後、白米、パン、麺類などの炭水化物を含む食品を食べるという順番を重視した食事法の効果）でも知られているように、タンパク質や食物繊維分を一緒に摂るとデンプンの分解が遅延し、血糖上昇を抑制できます。

これらのことから、納豆は、タンパク質源として朝摂ることはいいのですが、骨を強くし、血栓を予防する、夜の血糖値の上昇を抑える、というような観点からでは、夕ごはん時に摂る方がより効果的なのではないでしょうか。

ゴボウは朝に？

ゴボウや菊芋に豊富に含まれるイヌリンは、食事による高血糖予防、便通、腸内細菌のいずれにおいても、夕方に摂るより、朝摂る方が効果的という研究結果でした。その作用メカニズムの詳細については次の章で述べたいと思います。

第3章

食物繊維を摂るタイミングで、血糖値や腸内細菌はどう変わるか

この章でもマウスとヒトの研究データを紹介しますが、マウスは暗期になってすぐ（活動開始時刻）が朝食・朝摂取に相当し、暗期の終わり頃（活動終了時刻）が夕食・夕摂取に相当するので、ヒトに合わせてそのような言い方をしています。

3-1 腸内細菌は1日のなかで大きく変動する

体内時計は、腸内細菌叢の構成成分などに影響するということが、わかってきています。マウスの実験で、時計遺伝子が働かないマウスや、シフトワーク（交代制勤務）のモデルとなるようにしたマウスについて調べた結果、腸内細菌叢の構成成分の多様性が低下することがわかりました。シフトワークモデルのマウスには肥満の状態も見られました。

興味深いことに、シフトワークモデルのマウスの糞便を、正常な状態で飼育しているマウスに移植すると、移植されたマウスはシフトワークモデルのマウスのように肥満になってしまうのです。このことから、肥満の原因の一部には腸内細菌叢の不健全化があることが考えられます。

また、マウスの朝、昼、夕、夜の糞便を解剖により採取し、腸内細菌叢を調べてみました。その結果、朝と夕とでは違いが見られました。すなわち、腸内細菌叢は1日のなかで一定ではなく、ダイナミックに変化していることが判明しました。そのことは、活動期（ヒトの昼間に相当）に多くのものを摂取したり、運動したりすることによるものではないかと想像しやすいのではないでしょうか。

また、ヒトの腸内細菌叢は非常に個人差があります。食生活が個人個人で大きく異なるので、当然といえば当然といえます。

朝の食物繊維が腸内細菌に良い理由

腸内細菌に影響を及ぼす食材は多く知られています。その一つである水溶性食物繊維はプレバイオティクスとして知られ、機能性表示食品にも数多く使われています。プレバイオティクスとは、①消化管上部で分解・吸収されない、②大腸に共生する有益な細菌の選択的な栄養源となり、それらの増殖を促進する、③腸内細菌叢の構成を健康的なバランスに改善し維持する、④ヒトの健康の増進維持に役立つ、という4つの条件を満たす食品成分のことです。

ブドウ糖由来の難消化性デキストリンや、果糖をベースにしたフルクタンやイヌリンなどがよく知られています。

難消化性デキストリンは糖や脂肪の吸収を抑える働きがあることから、メタボリックシンドローム改善に良いことが知られていますが、その抗肥満効果は、難消化性デキストリンが腸内細菌叢を変化させることも大きな要因と考えられます。

また、イヌリンは菊芋やゴボウなどに豊富に含まれているので、食材から摂ることも可能ですが、イヌリン自体は工業的に作ることもできます。一方、非常に多くの機能性表示食品に、成分として記載されている難消化性デキストリンは、食品や植物にわずかしか含まれていません。

ヒトの研究の前に行ったマウスの「1日2食実験」について紹介します。食生活が良くないモデルマウス（朝夕高脂肪食を与えたマウス）がイヌリンを摂取することによって改善効果がもたらされることを期待する実験として、与える高脂肪食にイヌリンを1～5％含むようにした餌を、朝もしくは夕に与えるという形で行ったものです。

実験開始後約2週間の腸の内容物を取り、食物繊維の代謝産物である短鎖脂肪酸量などを測定しました。その結果、朝にイヌリンを摂食したマウスは、夕方にイヌリンを摂食したマウスと比較して、短鎖脂肪酸が多く産生されました。これらは酸であるので水素イオン濃度（pH：酸とアルカリの指標）を測定すると酸性側に傾いており、悪玉菌の繁殖を阻害するなど、腸の健康に寄与します。また腸内細菌種の多様性や、構成の違いなども、朝方にイヌリンを摂取したマウスはより良い方向に変化しました。高脂肪食などで腸内細菌叢が良くない状態を、ディスバイオシスと呼んでいますが、朝方にイヌリンを摂取するとディスバイオシスが改善されるというわけです。

サプリメントより食品が良いことも

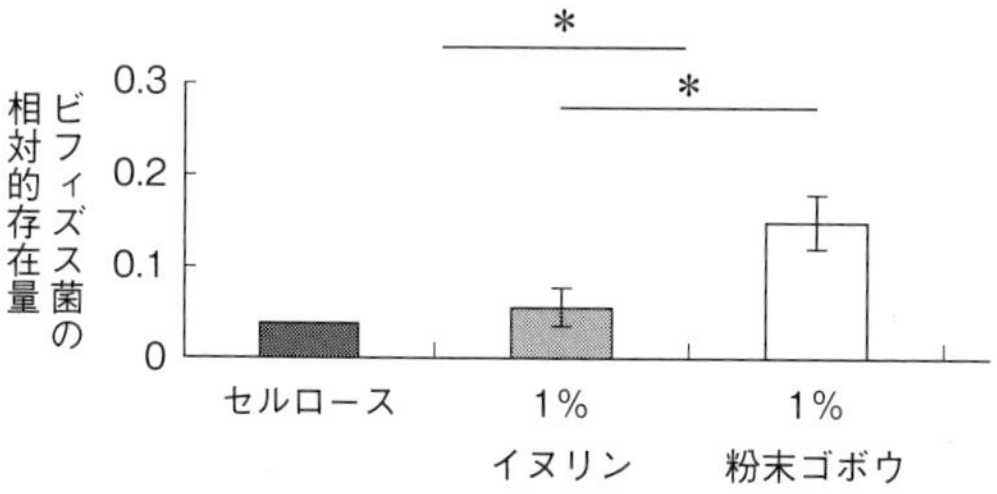

図3-1　イヌリン（サプリメント）摂取とゴボウ摂取によるビフィズス菌の割合

ゴボウのイヌリン含有量は50%程度にもかかわらず、イヌリン単独摂取に比較して腸内細菌に大きな効果がある。

Watanabe Aら（*Microorganisms*, 2020）

ところで、菊芋にはイヌリン以外にも難消化性食物繊維やポリフェノールなどが含まれています。そこで、今度は菊芋を、菊芋からの水溶性成分の抽出物、有機溶媒の抽出物、水にも有機溶媒にも溶解しない成分の3成分に分けて、それぞれ単独で、あるいは組み合わせての実験を行いました。

その結果、水溶性成分単独より、この3成分を組み合わせた方が、腸内細菌に対する効果が強力であり、特に有機溶媒成分との組み合わせが効果的で、重要であることがわかりました。すなわち、イヌリンをサプリメントとして飲むより、菊芋として摂取する方が腸内細菌には良いことがわかったのです。

さらに、このような現象を粉末ゴボウでも同様に確かめました。マウスの餌で、イヌリンが1~5%含まれるものと、粉末ゴボウが1~5%含まれるものとを比較しました。仮説としては、イヌリンの方がゴボウより効果的であると予想されました。なぜなら、粉末ゴボウに含まれるイヌリンの割合は50%程度しかないからです。餌全体に対するイヌリンの割合が大きい方が効果が当然大きいと考えたのです。

ところが、先の菊芋の実験と同様に、粉末ゴボウ含有の方がイヌリン単独成分含有のものより効果が勝っていました。図3-1には、善玉菌であるビフィズス菌の割合が、イヌリンより粉末ゴボウの方が大きく増大していることを示しています。粉末ゴボウは、水溶性食物繊維と難消化性食物繊維が良い割合で含まれ、かつ他の成分も含まれています。おそらく難消化性食物繊維が腸の蠕動運動をさかんにし、そこに腸内細菌の餌となるイヌリンなどが与えられることによって腸内細菌は増殖するということでしょう。

快便と朝ごはん

先ほど朝食の方が夕食より腸の健康には効果的という実験結果を紹介しましたが、その理由の一つに、夕食前より朝食前の方が長時間、絶食状態だったという要因があげられます。絶食状態が長かった朝ほど、腸の蠕動運動がさかんである可能性が考えられるからです。

次に、イヌリンを含む食事を1日1食与え、朝の時間帯に食べるマウスと夜の時間帯に食べるマウスとを用意しました。すなわち、どちらの群も約20時間の絶食後4時間程度食べることになります。その結果、pH、短鎖脂肪酸量、腸内細菌叢の多様性において、朝食群と夕食群の差はなくなりました。以上のことから、十分に絶食時間が取れた後の食事が意味を持つことがわかり、ヒトでは一般的に朝食がそれにあたるので、朝食が腸内細菌の健康的な維持に重要な役割を果たしているものと考えます。

イヌリンや、菊芋、ゴボウなど水溶性食物繊維が豊富な食材は、腸内細菌に良い効果をもたらすことがわかったので、これを一般化できるか調べるために大豆由来の難消化性タンパク質を使った実験をマウスで行いました。タンパク質のうち30％程度が難消化性タンパク質である大豆タンパクを、マウスに朝もしくは夕に与えるという実験です。

この実験では、食事の摂取前から一定時間ごとに糞便を採取し、１日を通して見たときの短鎖脂肪酸量や腸内細菌叢の変化を調べました。この難消化性タンパク質の実験結果もイヌリンでの実験結果と類似していて、短鎖脂肪酸の量が増加し、pHの低下を引き起こし、腸内細菌叢の多様性が高まりました。この作用はそれぞれの食事の摂取４時間後の変化のみならず、１日を通して朝食摂取の方が夕食摂取よりも効果的でした。

そこでヒトについても、腸内細菌に対して、菊芋を朝食時に摂取した場合と夕食時に摂取した場合のいずれが効果的であるかを調べてみました。約30名の高齢者の被験者を２群に分け、７日間にわたり、朝食時もしくは夕食時に菊芋パウダー５ｇを水に溶かして飲んでもらいました。そ

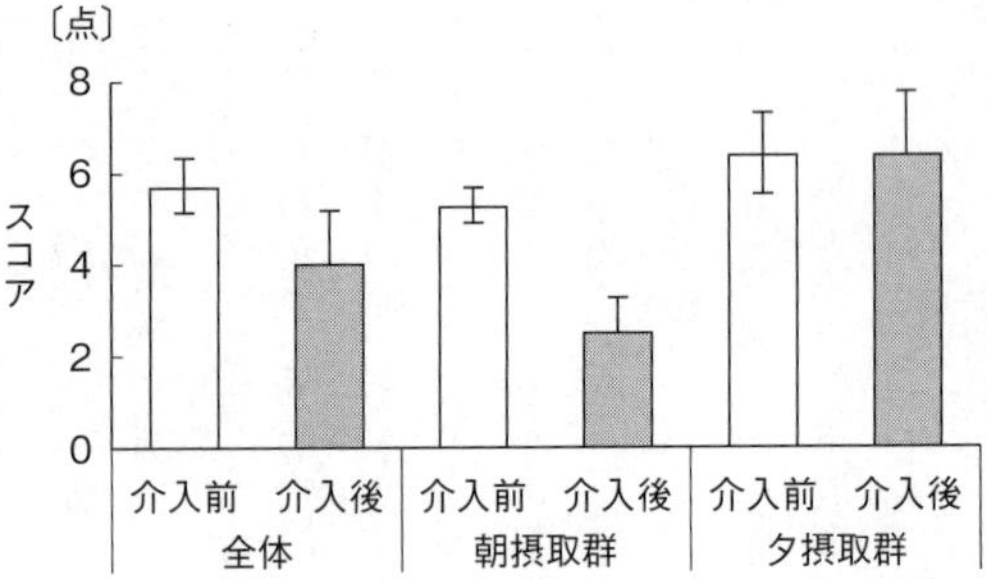

図3-2　菊芋の朝摂取と夕摂取による便秘スコアの比較

便秘尺度で5点以上の便秘気味だった人に対する、菊芋の朝摂取群と夕摂取群の比較。スコアが高いほど便秘を訴える。
朝摂取群は、便秘の改善効果が見られた。すべての被験者は朝に排便習慣がある。（全体p=0.088、p̄=0.066）
Kim, Chijikiら（*Nutrients*, 2020）

してこの実験を始める前と、7日間菊芋パウダーを摂取した後に、糞便を採取して、そのpH、短鎖脂肪酸量、腸内細菌叢の変化を見ました。

また、便秘尺度という指標を使って、菊芋摂取が便通にどのように作用したかについても調べました。菊芋摂取前と比較して、朝摂取群の人に便通が良くなった人が多いという結果になりました(図3－2)。

ちなみに、被験者は全員、朝に大便を催す人たちであったので、最初に立てた仮説は「夕方に食物繊維を摂ると、そのことが翌朝の便通に良い効果を及ぼすのではないか」というものでした。市販の便秘治療薬は、夕方に摂取すると翌朝快便となるタイプが多いので、そう考えたのです。

ところが菊芋は朝摂取する方が効果的だったわけですが、その理由についてはわかっていません。考えられる可能性としては以下のようになります。

人間の体のすべての細胞には時計機構が備わっていますので、当然小腸・大腸にも時計機構が備わっています。一方で、腸内細菌は時計遺伝子を持っておらず、したがって宿主の我々人間の時計機構で、腸に棲んでいる細菌に時刻情報を伝えているものと思われます。

夕方から夜にかけては、腸もお休みモードになります。フラスコの中で細菌を培養する状態を考えてみましょう。フラスコを腸と考えると、腸の動きが静かになり、かつ体温も低下するので、細菌の培養条件としては悪くなり、腸内細菌も活動性を低下させていると考えられます。このようなときに腸内細菌の餌になる菊芋をもらったとしても腸内細菌は困ってしまうのです。

一方、朝は「今から腸が活発に動き始め、体温も上がり始めるぞ」という状態を、シェーカー上に載ったフラスコが揺れている状態と考え、その動きが活発になっていくときに餌が来ることになり、腸内細菌にはありがたい状態になるのではないでしょうか。

すなわち、朝食時に菊芋を食べてから約24時間後であるにもかかわらず、快便に効果的だということは、菊芋を食べてからの経過時間ではなく、体内時計支配による時刻情報の伝達が大きな意味を持つと考えられるわけです。朝食時の菊芋は消化管を通過し4～5時間後の昼頃には腸内細菌の餌になり、腸内環境の改善が起こり、それが持続して次の日の朝の便通で、効果として表れるということです。

この実験では、便秘尺度では変化が見られましたが、菊芋を投与した効果として、pH、短鎖脂肪酸、腸内細菌の構成要素については、そのいずれを指標にしても、変化は確認できませんでした。個人間の差が大きく、菊芋の朝摂取群と夕摂取群との比較がまったくできなかったのです。

糖尿病、肥満、便秘と腸内細菌

次に菊芋の朝摂取群と夕摂取群のそれぞれを、実験の前後で比較しました。その結果、有意な差にはなりませんでした。

そこで今度は、腸内細菌のそれぞれの種ごとの変化を調べてみました。ルミノコッカスという細菌が、朝食時に菊芋を摂取することにより、有意に低下したのですが、夕食時に摂取したときには変化がありませんでした。ルミノコッカスは空腹時血糖値や、健康診断で必ず測定するHbA1c（ヘモグロビン・エーワンシー）と呼ばれる糖尿病指標と正の相関があることから、朝食時の菊芋摂取によりこの指標が低下するなら、糖尿病のリスクが下がる可能性があります。

次にバクテロイデスとファーミキュティスという細菌の存在比（%）を調べました。一般的にバクテロイデスが多い方が肥満になりにくく、一方ファーミキュティスが多いと肥満になりやすいといわれています。実験では、菊芋を摂取すると、バクテロイデスが増加し、ファーミキュティスが減少する傾向にありました。ただ、菊芋を朝摂取しても夕方に摂取しても、この効果は認められたものの、ここでも個人差が大きい結果となりました。

また、別の調査で、高齢者を対象に菊芋の主成分であるイヌリン5gを10週間摂取してもらいました。食べ方は自由で、摂取時刻と排便状況を記載するようにお願いしました。その結果、10週間にわたって継続して摂取した人は全体の70%で、非常に継続率が高くなりました。朝10時までに摂取した人の継続率が高く、一方で摂取を中断した人の半数以上は午後4時以降に摂取した人でした。継続した人はその理由について、便秘の解消や排便状況および胃腸症状の改善が見られたことをあげています。

このことから、イヌリンは便秘の改善につながり、夕方より朝に摂る方が、その効果を感じられ、そのことが摂取の継続につながるという可能性が考えられます。

3-2 血糖値も1日のなかで変動する

機能性表示食品の一覧を見ると、「腸からの糖や脂肪の吸収を穏やかにする」という訴求効果を狙ったものが多いようです。糖の吸収を抑えるしくみには大きく2つあります。

一つは、デンプンなどの多糖類や、砂糖の主成分であるショ糖などの二糖類から、単糖類のブドウ糖や果糖などに分解する消化酵素（α-グルコシダーゼなど）を阻害することによって、単糖類の産生が抑えられ、血糖値が高くならないというしくみです。

もう一つのメカニズムは、食物繊維など粘液性の高い高分子の成分と、他の食材を一緒に摂ることで、物理的に吸収が遅くなり、血糖値が高くならないというものです。ここでは、我々が実験で得た、ヒトのデータを中心に紹介します。

夕食の血糖値には要注意

夕食時に血糖値が高くなるのは、夕食の量が他の時間の食事よりどうしても多めになりがちなことで理解できます。では、まったく同じ食事を朝、昼、夕食で食べた場合はどうでしょうか。実際、ヒトで実験してみると、朝食＜昼食＜夕食のようになり、まったく同一の食事でも朝より夕の食事後の方が血糖値が高くなります。

これはまさに体内時計の影響なのです。時間栄養的には、時間によって血糖値を下げる働きのあるインスリンの効き方が異なってくるという結果です。朝の食事時にはインスリンの分泌が良く、またインスリンの働きも強いので、あっという間に血液中から糖が組織中に移行します。

考えてみると、朝食は10～12時間程度絶食した後に食べますが、昼食や夕食は5～6時間程度の絶食後に食べています。その絶食時間が血糖値の変化にかかわっている可能性も考えられました。そこで、夕食から10時間空けて食べたときと、朝食から昼食を摂らずに10時間後に夕食を食べた場合の血糖値を比較してみました。その結果、絶食時間は同じ10時間にもかかわらず、前者の場合の朝食時より後者の場合の夕食時の方が血糖値が高いという結果が出たのです。

仮説的には、絶食時間が同じだから差がないだろう、あるいは、夕食まで食べていないので体がブドウ糖を求める力が強く、食事をしたら速やかに組織に移行し、血糖値は上がりにくいと思っていたのです。ところが予想とは違う結果となり、その原因を考察しました。それは体内時計が朝と夕のエネルギー代謝をきちんとコントロールしていることに起因していると考えられました。

また、別のヒトの研究で、夕食の食事時間を2〜3時間遅らせると、血糖値の増大が大きくなることも知られています。遅い夕食は高血糖の危険性を考えると避けたい食行動です。

夕食時のお茶は習慣に

第2章でも触れましたが、高カテキン茶（高濃度でカテキンが含まれるお茶）が高血糖予防に効果があると考えられ、肥満や糖尿病の予防としてもカテキン茶が推奨されています。そこで、朝食時と夕食時のいずれが効果的なのかを調べました。

先にも述べたように、同じものを食べても朝や昼より夕食時に摂る方が血糖値が上がりやすいことが知られています。また、飲食をすると血糖値は上がりますが、その上がり方の緩急などにより、身体に及ぼす影響に違いが出ることも知られてきています。そのなかでも、短時間に急激に血糖値が上がり、また正常値に戻ることを血糖値スパイクといい、これが頻繁に起こると血管系に影響し、動脈硬化など健康を害する原因になり得ます。

そういったことから、夕食時の血糖値スパイクを抑えるためには、高カテキン茶は夕食時に摂る方が良いと予想され、果たしてそのような結果になったことは第2章で述べました。

次に、カテキンを継続的に1週間飲んだときに、血糖を抑制する作用が増強したり逆に減弱したりする可能性を調べました。その結果、カテキンによる夕食時の血糖抑制効果は持続的で、強弱の変化はありませんでした。

さらに、似た現象がマウスで起こるか否かを調べました。夕食時にカテキンを1週間投与し、その後、ブドウ糖を朝もしくは夕に投与しました。

その結果、夕食時にブドウ糖を与えた群で、カテキンを夕方に飲んでいたマウスは、カテキンを飲んでいないマウスに比べて、血糖値の上昇が抑えられていました。

一方、朝食時にブドウ糖を与えると、夕方にカテキンを投与した群、カテキンを含まない液体を与えた対照群のいずれも、それぞれ夕食時にブドウ糖を与えた結果と似た値を示しました。すなわち、夕食時にカテキンを飲む習慣自体が、食による高血糖を抑制しうるという発見となりました。恐らく、朝は血糖値が上がりにくいので、前の晩の夕食時にお茶を飲んでも飲まなくてもあまり関係がなく、夕食時の血糖が上がりやすいときにカテキンを摂ることは効果的な影響を与えるというように解釈しています。

ヒトと類似した結果が得られ、やはり夕食時の方が効果的であったというわけです。

朝食の食物繊維は昼食、夕食にも効果的

次に、食物繊維の豊富な菊芋と、血糖値との関係について述べたいと思います。我々は、菊芋パウダー5gを朝食に摂る場合と夕食に摂る場合の1日の血糖値の変動について調べました（図3-3）。被験者には14日間連続して、15分おきに組織中のブドウ糖の濃度をモニターできる装置を腕に装着してもらいました。最初の1週間はベースラインとして1日のブドウ糖の変動を調べ、次の1週間で、菊芋パウダー食を摂取してもらう介入試験を行いました。

参加した被験者は、食後の血糖値も、また空腹時血糖値もいずれも低く、健康的でした。各食事による血糖値の増大は、よく知られている通り、朝食が低く、昼食、夕食となるにしたがって高い値を示すという結果を示しました。

菊芋を摂取した後半の1週間では、前半の1週間と比較すると、朝食に摂取した場合でも夕食に摂取した場合でもいずれも24時間血糖値が有意に低下していました。さらに1日のなかでの血糖値の減少率を比較すると、朝食時に摂取した場合の方が大きかったことから、朝食時の摂取の

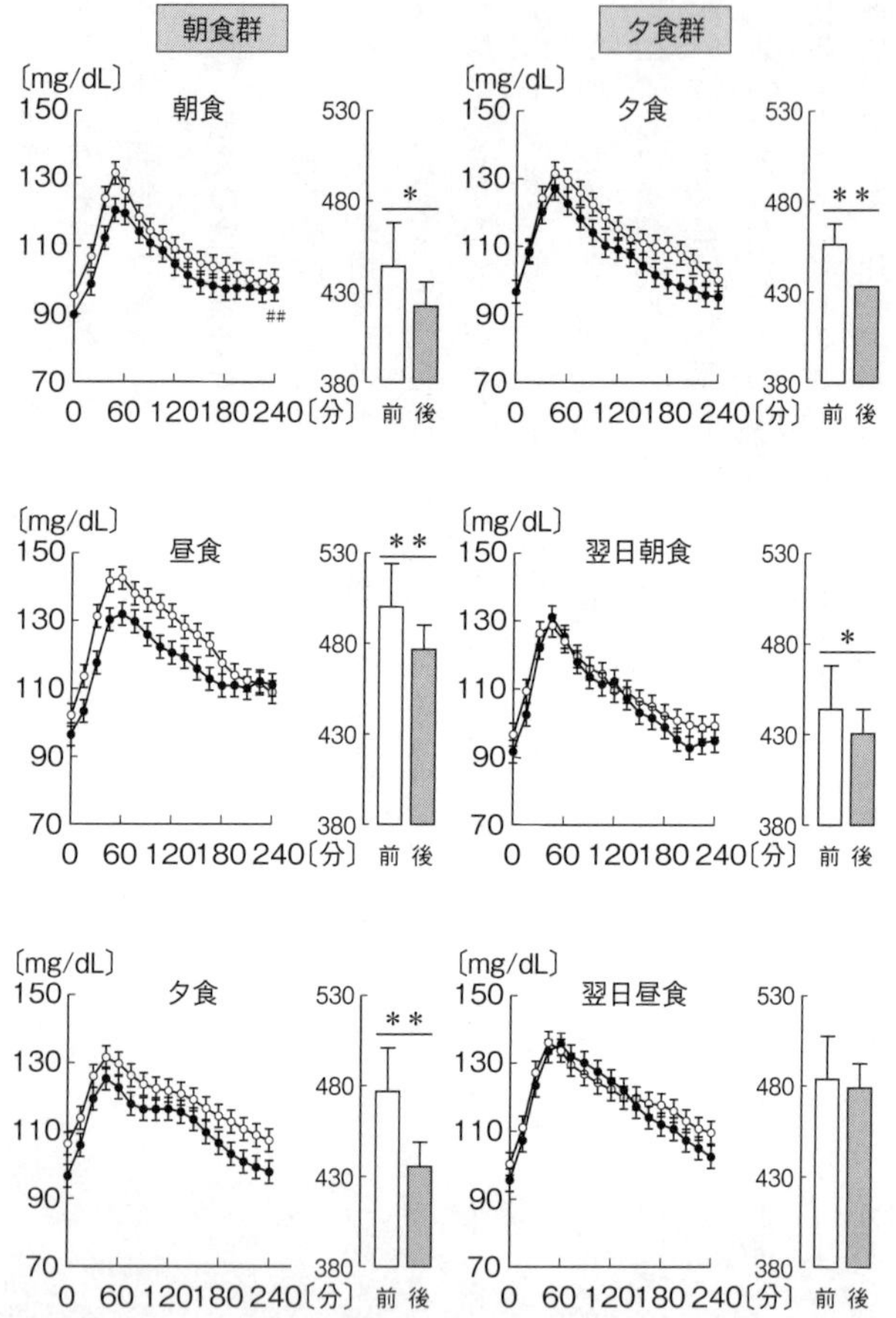

図3-3　菊芋摂取タイミングによる各食事の血糖値変化

血糖値変動に対する、菊芋の朝食（朝食群）もしくは夕食（夕食群）摂取の作用。折れ線はそれぞれの食事の血糖の経時変化（1週間分の平均値）で、カラム（棒グラフ）は1週間分の菊芋摂取前と摂取後の各食事後の血糖値。白丸は菊芋摂取前、黒丸は摂取後を示す。

Kim S（*Nutrients*, 2020）

方が血糖抑制作用が強いといえます。

本研究は実際の生活状態を反映させるために、規定食（実験のために栄養価などを計算し、炭水化物、タンパク質、脂質の割合などを考慮した食事）を与えたり、食事内容を規制したりせず、最初の1週間も次の1週間も似たような食事、運動を心がけるように指示をしています。そのうえで各食事による血糖増大作用が、菊芋摂取でどのように変化したかを調べたものです。

朝食に菊芋を摂取した群では、当然朝食時の血糖は抑制されるわけですが、昼食時または夕食時の血糖増大についても、後半の1週間で抑制されていることが確認されました（図3－3の朝食群）。昼食と夕食時には菊芋は食べていないにもかかわらず、血糖値が低く抑えられていたことは不思議な現象です。この現象は第2章の終わりでも触れた「セカンドミール効果」と呼ばれるもので、詳しくは後述しますが、朝食に血糖値が上がりにくい食材を摂っていると、昼食時まで血糖値が上がりにくい状態が続くということです。この実験ではさらに夕食時にまで効果が見られました。

次に夕食時に菊芋を摂取すると、夕食時の高血糖は抑制できましたが、翌日の朝食時はわずかな抑制にとどまり、昼食の血糖に対してはほとんど影響しませんでした（図3－3の夕食群）。夕食から朝食までの絶食時間が長いために、セカンドミール効果が出ないからだと思われます。

以上をまとめると、朝食に菊芋を摂ると朝の高血糖を抑制できるのみならず、昼食、夕食と1

日中血糖コントロールができるということがわかりました。一方、その夕食では高血糖になりやすいので、朝食のセカンドミール効果を活かすか夕食時に菊芋を摂取することで、特に夜食の高血糖抑制と、睡眠時の高血糖も避けることができます。これは菊芋を使った実験での結果ですが、ほかの繊維質豊富な食物でもこのような効果がある可能性は考えられます。

効きやすい人、効きにくい人

先に述べた腸内細菌の変化を、菊芋を摂取することにより血糖値の抑制が起こりやすい人と、あまり抑制しない人に分けて再度データを処理してみました。その結果、血糖値の抑制作用が強い人ほど、腸内細菌ではバクテロイデスの割合が大きく、多いと肥満になりやすいといわれるファーミキュティスの割合が小さくなっていました（図3－4）。

このことから、ヒトにはレスポンダー（効きやすい人）と、ノンレスポンダー（効きが悪い人）とがいることがわかります。つまり、菊芋の摂取によって小腸での糖の吸収が抑制されるレスポンダーの人ほど、腸内細菌叢でも良い効果が表れやすいということです。

また、朝摂取群と夕摂取群を比較すると、朝食時に菊芋を摂取する人の方が血糖値が抑制され、バクテロイデスの増加とファーミキュティス減少の変化が大きい傾向があるという結果が得られました。これらの結果から、菊芋は摂取しないより摂取する方が健康に寄与するのですが、

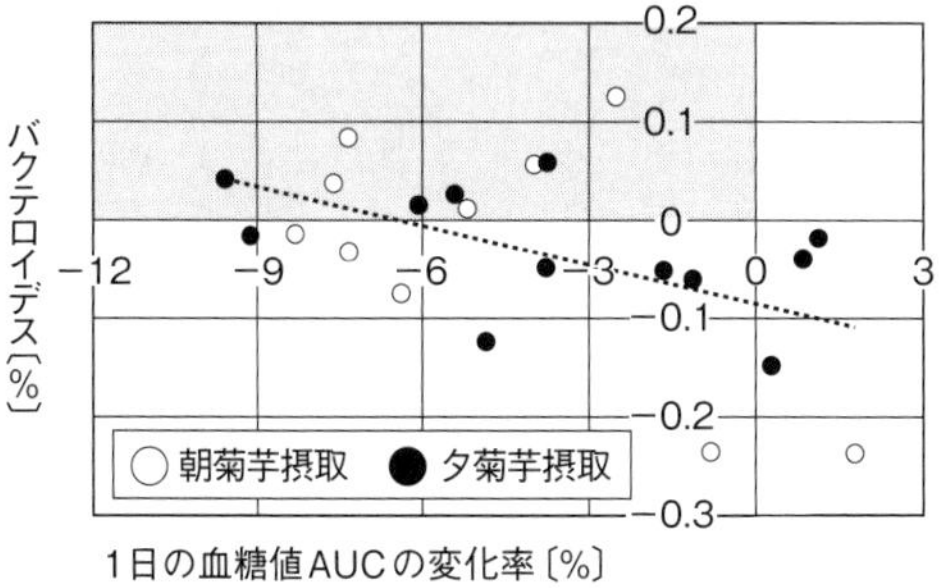

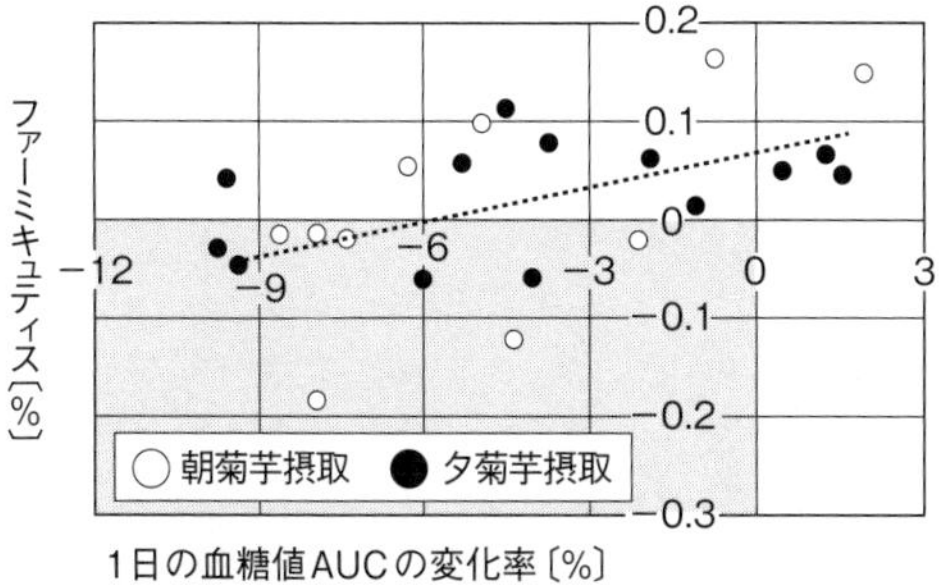

図３-４　腸内細菌含有割合の変化量と血糖値の変化量の相関性
縦軸はそれぞれの細菌の占める割合を示し、横軸は菊芋摂取前の１週間の平均血糖値に対する菊芋摂取後の１週間の平均血糖値の変化率を示す。バクテロイデスは血糖値が下がるほど多いという相関性があり、ファーミキューティスは血糖値が下がるほど少ないという相関性が見られる。朝摂取群は、より効果的に見える。（上：r＝－0.525, p＝0.012　下：r=0.539, p＝0.010）
Kimら（*Nutrients*, 2020）

その効果は朝の方が強いといえそうです。

これらのことから考えられるのは、菊芋は小腸での糖吸収を抑え、大腸での腸内細菌の餌としてよく働くわけですが、小腸で効く人は大腸でも効くのであろうということです。そして夕食時より、朝食時の摂取の方が、より望ましいということもわかりました。また、菊芋摂取が効果的である人と、効果的でない人がいるので、菊芋を食べても便通が良くならない、というような人は他の食材で改善することを試みた方がいいのかもしれません。

3-3 間食は摂った方がいい!?

朝食の効果が昼食の血糖値変動に影響し、昼食の効果が夕食に影響することを述べました。そうであれば、間食も次の食事に影響するのではないでしょうか。このセカンドミール効果のメカニズムは十分にはわかっていませんが、いくつかの可能性を紹介したいと思います。

間食の効能

昼食から夕食までが長時間になる人が、午後4時頃におやつを食べるという設定で説明しましょう。おやつを食べずに夜遅い晩ごはんを摂ると、晩ごはんまでに脂肪の分解が促進され、分解されてできる脂質の成分である遊離脂肪酸が血中に増え、この遊離脂肪酸がインスリン（血糖を下げる働きのあるホルモン）の働きを妨害するので、インスリンが効きにくい、すなわち高血糖が起こります。

ところが絶食を解消すべく間食を摂って血糖値をある程度上げると、遊離脂肪酸が出ず、インスリンが効いて高血糖になることは免れます。間食を摂ることで、インスリンの作用を補足するようなインクレチンと呼ばれる消化管ホルモンが出て、夕食時にインスリンの働きを強めてあげられるのです。あるいは、間食を摂るので筋肉でのブドウ糖の取り込みに準備ができている状態となり、いざ夜遅く食べても筋肉にブドウ糖が運ばれるので血糖上昇を起こさないということも起こります。

一般的に、間食には食物繊維が多い方がセカンドミール効果が出やすいことから、食物繊維が腸内細菌に影響し、その代謝産物などが糖の代謝機構やインスリンの分泌や働きに影響を及ぼす可能性も考えられます。

間食の摂り方は夕食時の血糖値に影響

我々は、昼食と遅い夕食の間に間食を摂ると、夕食の血糖値にどのような影響が出るかを調べました。被験者には24時間血糖測定装置を腕に装着してもらい、昼食と夕食との間食で、大麦若葉の乾燥粉末あるいは桑の葉の乾燥粉末3gを水に溶かして、クッキーと一緒に摂るという実験を行いました（図3－5）。

昼食と夕食は8時間空け、昼食から4時間経過したときに、クッキーのみを食べる場合、クッキーと桑の葉ジュースを摂る場合、クッキーと大麦若葉ジュースを摂る場合、あるいは間食を摂らない場合、の4パターンを2週間の間にランダムに行ってもらいました。4パターンのいずれかの間食を摂るときは夕食も規定食（95ページ参照）を摂ってもらうようにしました。

まず、間食時の血糖値は、クッキーのみを摂った場合が一番高く、次に、桑の葉も摂った場合、大麦も摂った場合の順に高く、間食なしでは、90㎎／㎗程度という低い血糖値のベースを保ったままでした。

次に夕食時の血糖値についてですが、間食を摂らなかった群が、夕食は規定食で同じものを食べているにもかかわらず、一番の高血糖になり、次に高血糖になったのは間食時にクッキーのみを摂った場合でした。桑の葉や大麦若葉を間食で摂った群では、間食なしの群に比較して夕食時の血糖は有意に低下しました。

その次に、間食で高血糖を防ぐことができると夕食時の高血糖も防ぐことができるのではないかと考え、間食時血糖値と夕食時血糖値の相関を取ってみました。そうするとまったく相関しないことがわかり、それぞれの現象は独立に動くものと考えました。

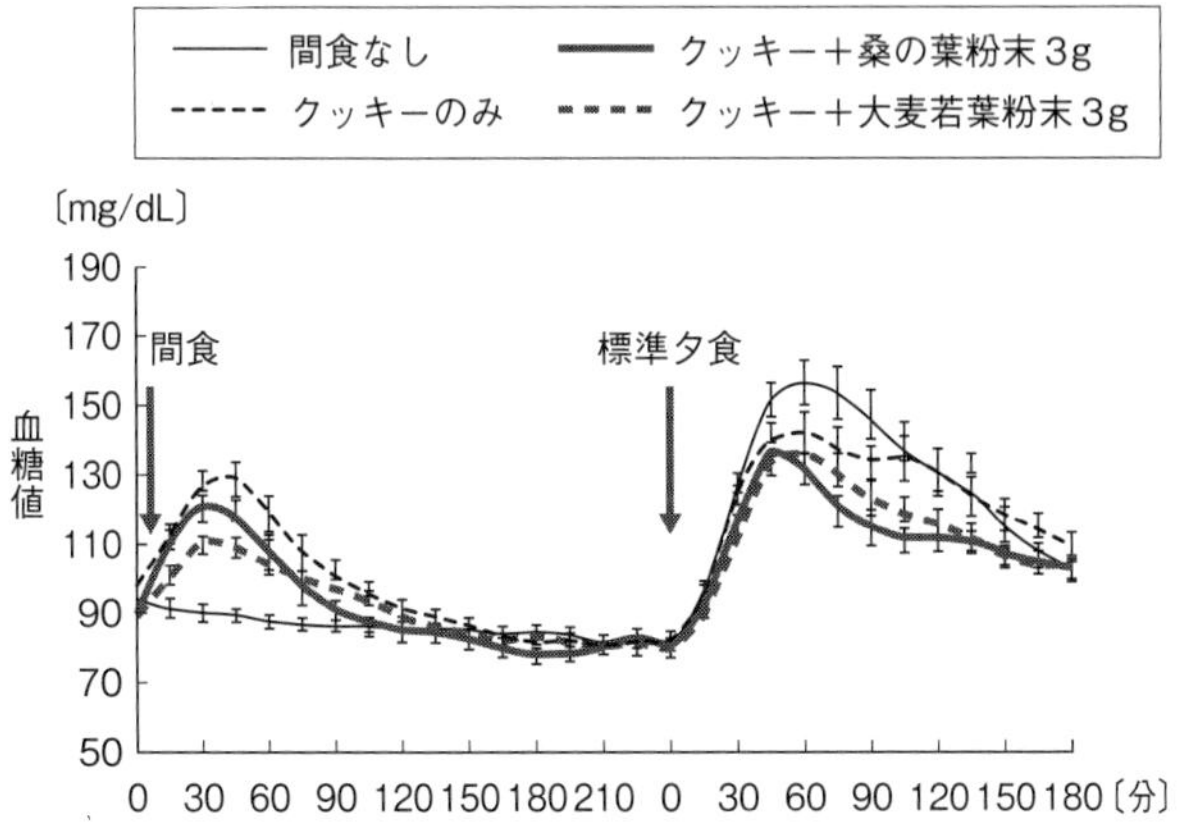

図３-５　午後の間食が夕食時の血糖変化に及ぼす影響

昼食４時間後に間食を摂ると、夕食時の高血糖（血糖値スパイク）を抑制できる。クッキー単独より桑の葉や大麦若葉の粉末を同時に摂取すると、間食時や夕食時の血糖上昇も抑制できる。

Kuwawaraら（*Nutrients*, 2020）

　さらに、間食なしで規定食を夕食に食べたとき高血糖になりやすい９人と、高血糖になりにくい９人について、セカンドミール効果を調べてみました。その結果、高血糖をきたしやすい人ほどセカンドミール効果が現れやすく、桑の葉や大麦若葉と一緒に摂取するとより効果が大きいという結果となりました。

　このときの高血糖になりやすいグループの人は、ＢＭＩ（ボディマス指数：体重（kg）を身長（m）の２乗で割った数）が低く痩せ気味という傾向がありました。また高血糖グループの人は多くが夜型でした。つまり、この実験での高血糖グループの人は、夜型で痩せ気味で、夜の食事で高血糖になりやすいタイプだったわけですが、そういう人は食物繊維が多い間食を摂れば、夜の高血糖を予防できる可能性が高いのではないかと考えられます。

罪悪感なし！　攻めの間食

次に、イヌリンやおからを含み糖質を抑え、食物繊維が炭水化物の約50％を占めるようにしたクッキー（「ＳＵＮＡＯ」という市販品を使用）、もしくはごく一般的な、普通のクッキーを、被験者に間食で食べてもらい、その後の夕食の血糖値を比較するという実験を行いました。

この場合、最初の１週間には普通のクッキーもしくはＳＵＮＡＯクッキーを食してもらい、次の１週間はクッキーを入れ替えて食してもらいました。その結果、１週間連続で間食を摂取すると、ＳＵＮＡＯ摂食時は、間食時の血糖値が普通のクッキーより低く、またその後の夕食時の血糖値も低く推移しました。

これらの実験から、食物繊維が豊富な間食は、遅い夕食時の血糖値スパイクの抑制にもなることがわかりました。間食をするなら、スマートスナックと呼ばれる、糖分、塩分や脂肪分を抑えて、タンパク質や全粒の穀物などの含有量を増やした、健康的なおやつがおすすめです。

夜食を摂るなら

夕食と次の日の朝食との間に食べることも間食になりますが、一般的には、夜食と呼ばれています。時間栄養学的には、夜食の間食は間違いなく、禁止すべきでしょう。しかしながら、どうしても食べたくなる人には、少しでも体に負担がかからないスナックを考える必要があります。

我々は、ヒトを対象とし、食物繊維が豊富なSUNAOクッキーを夕食と就寝の間の時刻に食べてもらい、睡眠や血糖値に対する作用を調べました。同じ人で、普通のクッキー、SUNAOクッキー、間食なしの3回、別の日に夜食を施行してもらい、比較しました。その結果、間食なしのときに比較して、普通のクッキーやSUNAOクッキーを摂ったときは、夜間の血糖値にほとんど差はありませんでした。

一方、腕時計型のセンサーで評価した睡眠については、普通のクッキー群で他の2群に比較して睡眠時間が短縮したのに対して、SUNAOクッキー群では、そのような変化は見られなかったのです。また、次の日の朝食後の血糖上昇では、SUNAOクッキー群は有意に低い値を示しました。このことから、夜食はやはり睡眠や血糖に良くはないが、摂るならSUNAOクッキーのように炭水化物を抑えたものなど健康的なものを摂るのが良いといえます（図3-6）。

なお、高齢者など筋肉が落ちやすい場合に、寝る前にタンパク質やアミノ酸を摂ると睡眠中の筋肉の分解が止められるという報告もあります。

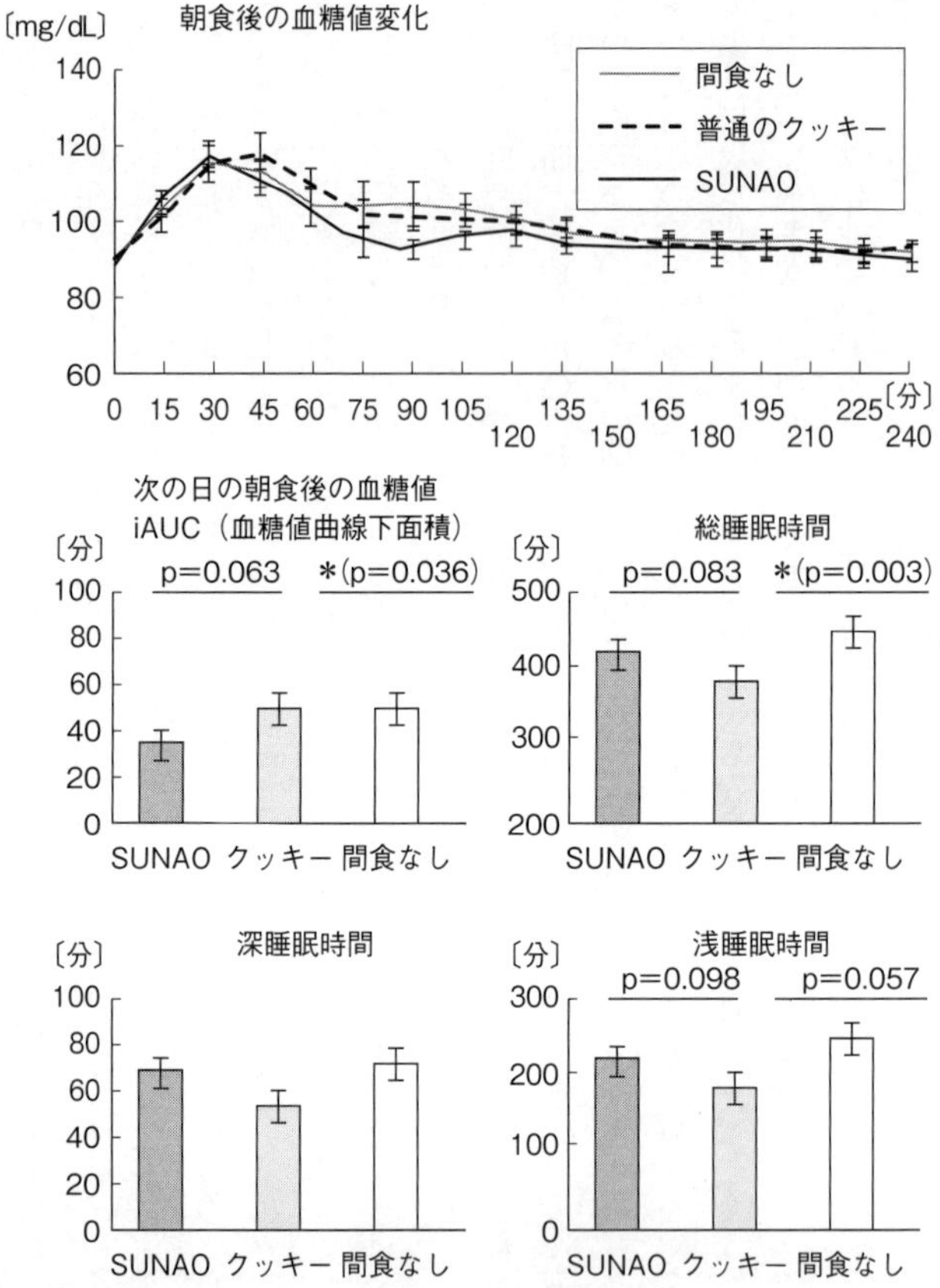

図3-6　夜食摂取後の睡眠変化と、朝食摂取後の血糖変化

普通のクッキーはSUNAOクッキーに比較して総睡眠時間や浅睡眠時間が短い。朝食後の血糖値が、SUNAO食で低い。

第4章 体内時計と代謝

——間食は摂った方が体にいい?

この章では、食事のタイミングなど摂り方によって体内時計が働くメカニズムを解説します。その前に、栄養素が体のなかでどのように分解されたり吸収されたりしながら働いていくのか、つまり代謝がどのように起こるのか、3大栄養素についておさえておきたいと思います。3大栄養素として知られているのは、脂質、糖質、タンパク質で、健康のカギを握っています。

4-1 3大栄養素の代謝

1 脂質代謝

やっぱり夜は脂肪を控えめに

健康的な男女に、昼間の13時30分もしくは夜中の1時30分に高脂肪食の食事を与えたときの血中の中性脂肪量を測定しました。その結果、昼間に食べた場合に比較して、夜に食べた場合の方が、5~6時間ほど持続的に高い中性脂肪量が観察されました。

動物でも類似した研究成果があります。活動期（ヒトでは昼間に相当）に比較して、非活動期（ヒトでは夜間に相当）には摂食後の血中の中性脂肪量が高くなります。これは、非活動期には血中の中性脂肪を骨格筋へ取り込む力が弱くなり、また褐色脂肪組織への取り込みも低くなることに起因します。褐色脂肪組織とは、ごく簡単な言い方で説明すると、過剰になった脂肪を蓄える働きの強い白色脂肪組織に対して、脂肪を燃やす働きが強い脂肪組織です。

つまり、非活動期の食事は中性脂肪が高めに維持されてしまうのです。ヒトの場合は夜、高脂肪の食事を摂ることが肥満の要因になる可能性があります。

昼ごはんで中性脂肪量は高くなりにくい

朝食と昼食ではどうでしょうか。それぞれの食後の血中の中性脂肪量を測定した研究があります。昼食後の血中の中性脂肪量は、朝食後に比較して、約半分でした。また、朝食を抜いた日の昼食後の中性脂肪量を測定すると、朝食を摂った場合と変わらなかったことから、昼食時という時刻が重要であり、朝食の影響は受けないと思われます。

また、血中の中性脂肪は、食した中性脂肪量を直接反映するのか、あるいは自分自身の体に蓄えている中性脂肪量が分泌したものが反映するのかを調べるために、パルミチン酸という脂肪酸に目印をつけるという手法を使った研究が報告されました。被験者は目印をつけたパルミチン酸を含む中性脂肪食を朝食または昼食で摂り、その2~3時間後の中性脂肪量を測定しました。その結果、朝食の場合と昼食の場合とで、目印をつけたパルミチン酸の血中の値には差がありませんでした。このことから、昼食時に低かった血中の中性脂肪量は、自分自身の体に蓄えられた脂肪からの分泌が少ないことが大きな要因であることがわかりました。

膵臓から分泌され血糖値を下げる働きがあることで知られているインスリンは、脂肪組織からの中性脂肪の遊離を低下させる働きがあります。確かに昼食時のインスリン分泌は、朝食時より高いので、昼間は血中の中性脂肪量が低くなるのかもしれません。

体内時計と中性脂肪量

体内時計が働かないと、昼間に中性脂肪を抑える働きはどうなるのでしょうか。主時計を壊してリズム性をなくしたラットの実験では、活動リズムが消失し、時間帯による中性脂肪量の差がなくなりました。また骨格筋の特異的時計機能を変異させたマウスでも類似した研究成果が出ることから、骨格筋の時計機構が、食事による中性脂肪の昼夜差の出現に大きくかかわっていることがわかりました。

一般的に、多くの脂溶性の薬剤は、ヒトにおいて夕方よりも朝に吸収が大きく、それに対して水溶性の薬剤には、吸収の昼夜差はあまり見られません。

食物由来の脂質（中性脂肪、リン脂質など）は、腸管腔内で胆汁により乳化された後、分解酵素のリパーゼにより分解されます。まず、夜間は絶食状態なので胆のうには胆汁が溜まっており、

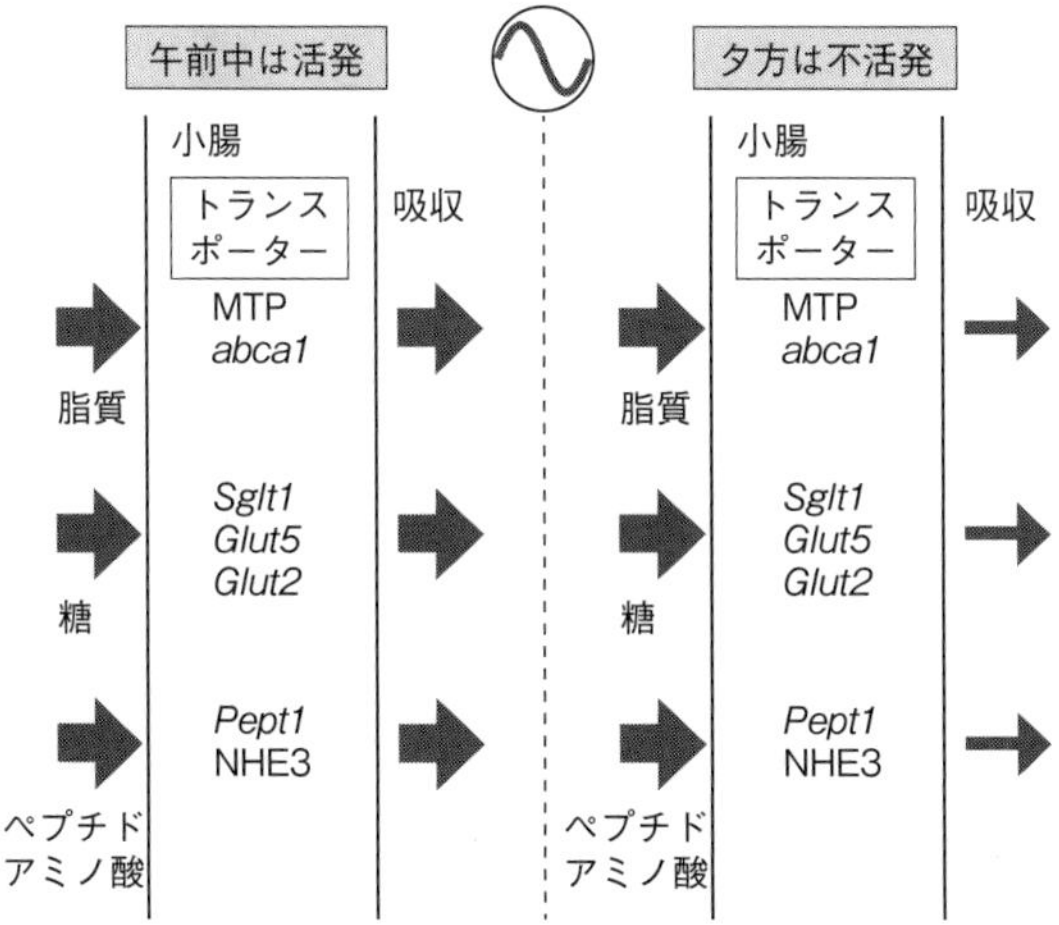

図４-１　朝と夕の３大栄養素の腸管での吸収
腸管での吸収にかかわる分子は体内時計の制御を受けているものも多い。これらの遺伝子の発現は朝から昼にかけて高くなる。

朝食で摂った脂質成分の刺激によって胆汁が分泌されます。この働きがある朝は、脂肪の吸収が良い時間帯です。実際、油に溶けやすい、魚に含まれるＥＰＡやＤＨＡの吸収は朝が高くなります。

また、腸管から吸収された脂質は、そのままでは水に溶けないのでタンパク質と結合しカイロミクロンという粒子状の塊を形成し、血中に輸送されます。このカイロミクロン形成にかかわるＭＴＰ（ミクロソームトリグリセリド転送タンパク）には体内時計制御が認められます。ＭＴＰの発現は、マウスにおいて活動期（ヒトの朝に相当）に高まり、非活動期（ヒトの夕方に相当）に低下します。つまりヒトでは、朝食時に吸収された脂質は、血中を通して速やかに全身に輸送されるため、蓄積されず太る原因になりにくい可能性があります。また、コレステロールの輸送に関与する時計遺伝子の発現も活動期に高いことが知られています（図４－１）。

2 糖質代謝

朝さかんな糖の吸収

糖吸収について、まず腸管における研究を紹介したいと思います。消化された単糖類（ブドウ糖など）は、糖のトランスポーター（物質輸送の働きをするタンパク質）を介して、小腸へと取り込まれます。このトランスポーターは日内リズムをもって発現し、時計遺伝子とも大きなかかわりがあります。

図４－１に示した、食べ物側の小腸に発現する*Sglt1*というトランスポーターは、主にブドウ糖とガラクトースを、*Glut5*というトランスポーターは、主に果糖を輸送します。血管側に発現する*Glut2*というトランスポーターは、どの糖の輸送も行います。ラットにおいては、このような遺伝子が小腸の十二指腸、空腸、回腸部で日内リズムをもって発現し、そのピーク時刻は活動期前から活動期開始直後です。ヒトでいえば早朝にあたります。

しかし、腸管の遺伝子発現は、体内時計の影響と共に、多くの場合、食事パターンにも影響されます。実際に、絶食によりこれらの遺伝子発現リズムは減弱します。つまり、基本的には体内時計が食事パターンリズムを作り、それに合わせて糖の吸収を最大限に生み出すリズム性のしくみが作られているのですが、絶食など思わぬ事態が発生すれば、それに応じて遺伝子発現量が低下してしまうのです。

夜の高血糖

ただ、高血糖の状態は朝食時より夕食時の方が長く続く傾向があるのですが、その理由をブドウ糖のトランスポーターで説明しようとすると、夕食時より朝食時の方が糖は吸収されやすく、高血糖が続くことになり、矛盾が生じます。夕方に高血糖になる理由は、糖の吸収ではなく量が多いことと、膵臓のインスリン分泌細胞の働きで説明できます。

糖代謝の異常は、全身性の、肝臓、筋肉、インスリンを分泌する膵臓のβ細胞の時計遺伝子変異があるときに見られます。β細胞の時計遺伝子を特異的に脱落させると、ブドウ糖などの栄養による刺激で分泌されるインスリン量が低下します。

筋肉に発現している*Glut4*というトランスポーターは細胞膜表面に出てきてブドウ糖の取り込みを増大させますが、これは筋肉の時計遺伝子を介して活動期のはじめ（ヒトの朝に相当）に起こります。したがって、夜遅い時間の食事は、血中のブドウ糖の筋肉への取り込みが低下するために、血中のブドウ糖が持続的に高くなるものと思われます（図4-1）。

3 タンパク質・アミノ酸代謝

タンパク質摂取は朝がポイント

タンパク質の吸収について解説しましょう。摂取したタンパク質は分解され、アミノ酸やペプチド（アミノ酸が2個つながったジペプチドや、3個つながったトリペプチドなど）となるのですが、小腸では、アミノ酸としてより、アミノ酸がいくつかつながったオリゴペプチドとしての吸収の方がさかんです。

マウスにおいて、*Pept1*という時計遺伝子の発現やタンパク質発現などに日内リズムが見られ、活動期のはじめ（ヒトの朝に相当）に増大するという変化を示します（図4-1）。その点では、タンパク質は朝食で吸収が良いと考えられます。

ただ、*Pept1*の発現リズムやジペプチドの吸収リズムは、絶食状態では観察されず、そのリズム性は、体内時計というよりも食事パターンにより作られている可能性が高いと考えられます。

一方で、腸の上皮細胞膜に発現するNHE3（Na^+／H^+交換輸送体）も、ペプチドの取り込みを制御しています。ＮＨＥ３には時計遺伝子がかかわっているため、その活性に日内変動が見られ、活動期の始め（ヒトの朝に相当）が高くなります。

我々はヒトで、朝食と夕食の摂食後の血中代謝産物を調べたところ、ロイシンやアルギニンといった16種のアミノ酸量が、朝食後の方が夕食後に比較して多いことがわかりました。

このように、摂食後のアミノ酸代謝も摂食時刻によって変化し、朝の方がさかんであることがわかりました。疫学調査で、朝食のタンパク質不足が指摘されていますが、朝食時にタンパク質やアミノ酸を摂取することで、より効率的に血中アミノ酸レベルを増大させることが可能となります。

4-2　体内時計を考えた朝、昼、夕食

食事の摂り方が朝型、夜型を左右する

末梢の体内時計は食事の刺激に同調します。特に朝食が体内時計を前進させてさまざまな効果をもたらす、朝食の重要性について第２章、第３章で述べました。では朝食以外の食事の摂り方は、末梢時計にどのような影響を及ぼすのでしょうか。それをマウスの実験で調べた結果を紹介

します。

まず、脳の視交叉上核にある主時計を壊したマウスでも、一定時刻に食事を与えると、食べ始めが朝となりリズムが形成されるということがわかりました。次に2食に分けて、その食事量を変えると、朝食か夕食かにかかわらず、食事量が多い方に肝臓のリズムの位相が引っ張られるという結果になりました。つまり、夕食でドカ食いしていると肝臓の末梢時計のピーク時刻が遅くなり、夜型になるという意味です。逆に朝たくさん食べて、夜ごはんを控えめにすると、朝型になるともいえます。

夕食が遅くなるときは

次に1日2食というのは同じで、24時間を16時間と8時間の2対1の比に分けて、16時間の絶食後を朝食、8時間の絶食後を夕食と定義した実験を行いました。朝食（breakfast）の語源は「fast（絶食）をbreak（破る）」であるわけなので、16時間の絶食後が朝食とするのは無理がないところでしょう。マウスに朝食と夕食で同量の餌を与えると、朝食後に近い時刻に肝臓の時計のピークが見られました。次に朝食を減らし夕食を増やすと、今度は夕食に近い時刻にピークが移動しました。

この2つの実験からいえることは、末梢時計は長い絶食後の食事に反応しやすく、量が多い食事後に反応しやすいということです。したがって、食べ方を変えると肝臓の末梢時計の時刻が変わり、肝臓の活動時刻も変わることになります。

今度は、ヒトの生活環境に類似させ、朝昼夕を8時、12時、17時とし3食を与えるマウスで肝臓のリズムを計測し、その後夕食のみ後退させ17時を22時や23時に設定すると、肝臓のリズムは後退し夜型になりました。そこで、23時の食事を分食し、17時に半分、23時に残り半分を与えると、末梢時計の位相後退が改善され、夜型が定着することを防げたのです。

たとえば、学校の後に塾に行く子供や、仕事などからの帰りが遅い人は、17時ごろに主食を食べ、帰宅後に主菜や副菜を食べると良いでしょう。このような分食の有効性は後述しますが、夜の血糖値上昇を抑えるには良い方法なのです。

何時にどう食べるかが健康のカギ

マウスの実験で、食餌回数を増やして1日6食を4時間ずつ空けて与えると、肝臓の時計の位相はまったく変化しませんでした。その理由は、均等に食事が来るとどれが朝ごはんであるかわからなくなり、その結果末梢時計の位相に影響を及ぼすことがなかったと思われます。

光による主時計への同調がプラスマイナス2時間程度であるので、自然界に現存する体内時計はおそらく22〜26時間周期の時計のみであろうと述べました。では、食事による同調の範囲についてはどうでしょうか。すなわち食事を24時間より短い周期で与えるとどうなるでしょう。これは光の場合とまったく同じで、22時間周期まで末梢臓器の時計は同調が可能であることがわかりました。このことは、先に述べた4時間周期の食事リズムには同調しないことと、毎日の朝食のずれが2時間以内ならば、朝食として意味がある刺激といえることにも通じます。

マウスの実験で、1日の摂取カロリーを70％程度に低下させると、末梢時計・主時計のいずれの体内時計も位相が前進することが知られています。つまりお腹がすくと早起きになり、餌の探索行動がより早く出現すると考えられているのです。ヒトの実験では、朝食を欠食すると、末梢時計の位相を遅らせることが報告されています。詳細については後述したいと思います。

食事のタイミングや回数、あるいは朝食と夕食の比率などが肥満・糖尿病、高血圧・動脈硬化などのリスクにどのようにかかわっているかを知ることは、食生活リズムを考える上で重要です。時間栄養学の基本的な考え方は、1日あるいは1週間の総量は同じでも、食べ方を変えることにより、健康維持にどれだけ寄与できるかが変わってくるというものです。そこで、食べ方と摂取時間などについてそれぞれ解説したいと思います。

食事の回数

食事の回数は2食あるいは3食がメタボリックシンドローム予防に適しており、1食とか逆に多すぎる7食以上はすすめられるものではありません。

まず1食と少ない場合は、長い絶食時間ができてしまい、長い絶食後に1日分の食事を摂ることになります。生体は飢餓を感じ、効率よくエネルギーを取り込み、かつ余分なエネルギーは貯蔵に回すことになり、肥満の要因となりがちです。一方で、1回の食事で必要エネルギーが十分に摂れない場合は体の不調をまねきがちです。

2食の場合は、体内時計の同調効果を考えると朝・夕の2食か、朝・昼の2食が良く、昼・夕の2食は良くありません。後述するように昼・夕の2食は朝食欠食ということになり、おすすめできません。では朝・夕と朝・昼の比較ではどうでしょう。朝・昼は体内時計の朝型化や、肥満防止には理想的ですが、ヒトは社会生活を送る上で、社交という意味でも夕食は欠かせませんよね。したがって科学とは違う要素が入ってしまいますが、現実的には朝・夕が良いと思います。

そして7食以上の場合、どうしても全体の摂取エネルギーが多くなりがちで、このことが肥満の要因になります。また7食以上だと、朝食から就寝までの間にだらだらと喫食することになる可能性が高く、このこと自体が肥満に結びつきます。詳しくは後述しますが、1日のなかの食べる時刻を制限する方が、ダイエットを継続しやすく非常に効果が出るということがわかっています。

体重を減らしたければたっぷりの朝ごはんを

朝食と夕食の比率を変えて、肥満者の体重減少を狙った研究があります。朝、昼、夕の摂取エネルギーを700、500、200（kcal）にした群と、200、500、700（kcal）にした群とで、明らかに朝の食事にウエイトを置いた前者の群の方が体重減少や腹囲の減少が見られました。

また、肥満の疫学調査で、夕食の高カロリー摂取が肥満のリスクになることがわかりました。さらに、朝食を抜いて昼・夕の2食にした場合、朝食を欠食することによって昼食時や夕食時に食欲が増進することになり、高カロリーの食品を摂取しやすくしてしまいます。あるいは朝食を欠食することによって活動量が低くなる傾向があります。これらのことから、朝食を抜くことは、やはりメタボリックシンドロームの危険因子になってきます。

また別のWEB調査研究では、20代、30代、40代、50代の男女それぞれ150名、合計1200人に、1日の食事を10としたときの朝食：昼食：夕食の割合について質問しました。その結果から、平均的に2：3・5：4・5となりました。この夕食の4・5のうち1を朝食に回し、朝食：昼食：夕食の割合を3：3・5：3・5にするだけでも、おそらくより健康的になることが推測されます。

朝から昼にウエイトを置いた食事パターンと、昼から夕にウエイトを置いた食事パターンでは、末梢時計の位相が大きく変わる可能性があります。後者のパターンでは、末梢時計の夜型化を助長し、主時計との位相差が大きくなり、このことが肥満要因や健康に悪い影響を及ぼす要因になる可能性があります。

厚生労働省発行の令和元年版「国民健康・栄養調査報告」によると、エネルギー比率で朝・昼・夕の割合は、24％・32％・44％であり、やはり朝食は夕食の半分程度です。高度肥満者や肥満者は朝食の割合が低く、夕食の割合が高いという結果も出ています。また、朝食の割合が低い人は、トーストのみ、ジュースのみ、菓子パンのみの食事でも朝食と認めるという傾向が見られました。一方、そうではなく、朝食というのは和食のご飯・味噌汁・焼き魚という組み合わせや、洋食のトースト・卵・サラダという組み合わせなどが典型的なパターンであると認識している人は、朝食の割合が低い人から高い人まで多く見られました。

さらに睡眠パターンも併せた本調査結果では、平日の睡眠不足が肥満の要因になることが明らかにされています。このことから、平日の睡眠不足が起床時の慌ただしさにつながり、朝食として十分な質・量の食事が摂れなくなると、それが肥満のリスク要因になり、健康維持に不利に働く可能性が示唆されます。

メタボ改善には、朝食開始から夕食終了までを短時間に

1日7回以上の食事は肥満の要因になると述べました。すなわちだらだら食べは肥満やメタボリックシンドロームのリスクになります。*Clock*遺伝子変異マウスという体内時計が乱れたマウスを観察すると、1日中食べているので肥満状態を示します。

アメリカ合衆国での食事調査によると、起床後の1食目から1日の最後の食事までの時間が、14〜15時間ほどである人が多いということです。すなわち1日の最初の食事が朝7時とすると、最後の夕食のデザートが21時から22時で、その間に何食か食べているということになります。日本人にもこのような食行動を取る人は多いでしょう。

図4-2(上)に、その調査結果を示します。健常者とメタボリックシンドロームの被験者に対して、食事の内容を制限せず、1日の最初に何かを口にする時刻から最後に口にする時刻までを10時間以内にすること、逆にいえば絶食の時間を14時間とることだけを指示しました。朝食を8時に摂ったら、夕食は18時に終えるということです。

3ヵ月後には、健常者では体重が有意に低下し、メタボリックシンドロームの被験者では、体重、BMI、腹囲のいずれも低下、高血圧の解消、悪玉コレステロールであるLDLコレステロール低下などが観察されました。24時間血糖値も低下傾向は見られましたが、個人差が大きく有

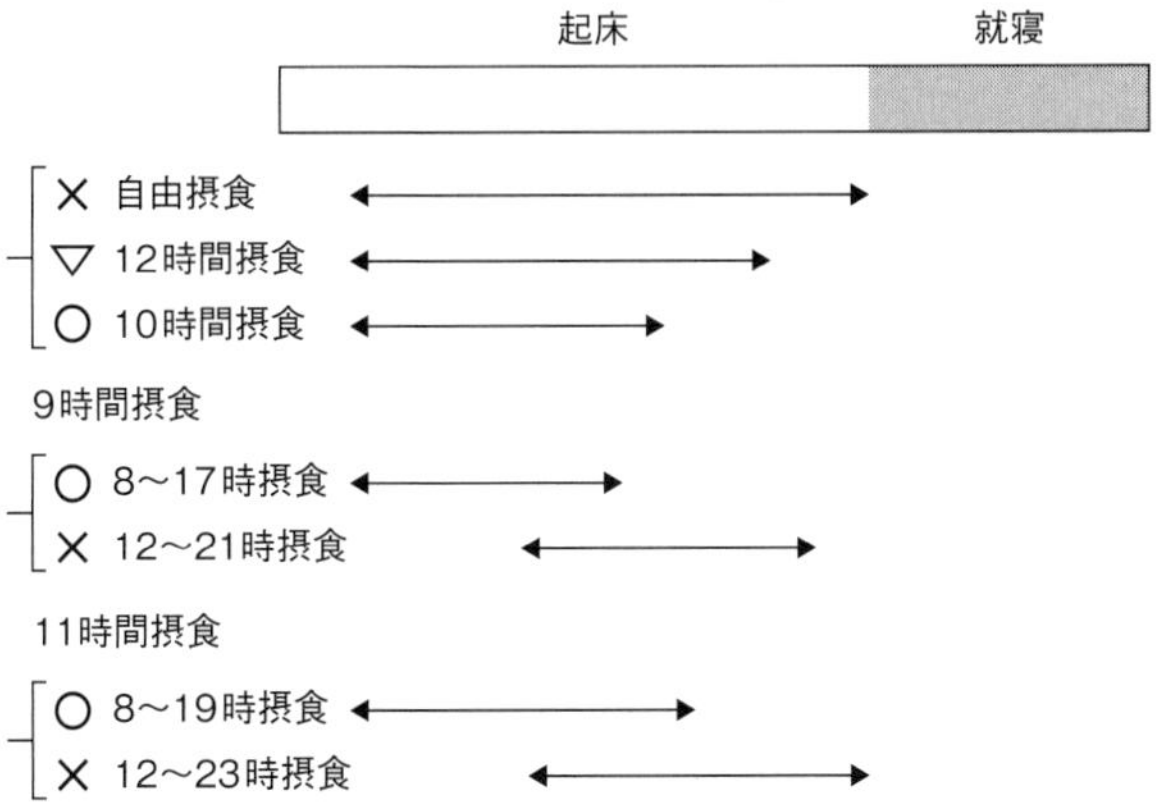

図4-2　アメリカで調査された、食事時間制限による肥満やメタボリックシンドローム予防効果

朝から夕にかけての制限摂取が効果的である。
○効果的、▽効果は認められる、×効果は弱い、矢印間が食事できる時間帯。

意差はありませんでした。

この実験では、スマートフォンのカメラで食事の様子を撮ってもらったのですが、そのことで客観性を担保できることや動機付けができることが成功の要因となりました。さらに自分の体内時計に合わせた10時間を設定できること、副作用が現れないこともあって実験はうまくいきました。

睡眠パターンと食事パターンを調べてみると、介入後は起床から朝食までが1・8時間、夕食後から入眠までが3・6時間となり、いずれも介入前より増えていました。おそらく、夕食から入眠までの時間を長く取ることが、メタボリックシンドロームの改善につながったものと思われます。

また、1日の食事を10時間以内に制限するということは、参加者の体内時計や生活リズムに合わせながら、6時から16時までや、8時から18時までなど自分がやりやすいパターンで実行できるのが利点のようです。継続性もよく、3ヵ月の介入後、19人中5人はそのままの条件で約1年間継続、7人は約1年間は食事時間が若干前後することはありながらその幅8〜12時間でほぼ継続でき、5人はさらに4ヵ月続いたあとに止めてしまい、2人がすぐに止めてしまいました。

この研究のように普通に社会生活を送りながら食事を10時間以内におさめるというのはなかなか難しいと思いますが、研究結果は大いに参考になり、食事時間を短くするために、実効性とわかりやすさから、まずは私は12時間で実行することをすすめています。

社会生活のなかでの現実的な食事時間はともかく、実験として10時間以内の食事をもう少し長くした場合や、あるいは10時間の食事を短くし、朝に集中した場合と夕に集中した場合はどうなるでしょうか。そのことを調べた研究もあります。

まず13時間（6〜19時の食事）にした場合は、自由に食事をした場合に比較して、それほど変化はありませんでしたが、12時間だった人が6時間にかなり短くすると、体重が減少し、インスリンなどの項目が良くなりました。

次に、9時間の場合で、食事時間が8時から17時と、12時から21時のクロスオーバー試験を行ったところ、空腹時血糖は、朝を主体とした8時から17時までの方が効果的という報告がありま す（図4－2中）。また、4時間の場合の8時から12時と、20時から0時の食事のクロスオーバー試験を行うと、朝食主体の8時から12時までの食事は、体重、BMI、HbA1cなどで良い結果が得られました。

類似した研究で、11時間の場合で、食事時間が8時から19時までと、12時から23時までのパターンで、2ヵ月間クロスオーバー試験で比較したものがあります（図4－2下）。その結果、内臓脂肪量、血中コレステロールや中性脂肪、血糖変化のいずれも、8時から19時までと早い時刻の方が良いデータが得られたということです。このように、食事時間の制限が同じ長さであれば、朝型を主体とした食事パターンの方が推奨されるでしょう。

つまり、朝ごはんのスタートから夜ごはんの終了までの時間は短いほどよさそうですが、実行可能な時間帯でなるべく12時間以内など短めにしながら、朝食にウエイトを置くのが望ましいということになります。

同じものなのに、食べる時刻で血糖や肥満に差が

朝食と夕食とで、身体に及ぼす影響の違いがあるのかを調べるために、我々は朝食後と夕食後における血液物質の変化のデータを取りました。同一被験者で期間を空け、朝食もしくは夕食を

摂る直前を0分とし、そこから30分、60分、120分の時点でそれぞれ血液を採取し、その中に含まれる代謝物を質量分析機器で測定しました。

その結果、同一の食事を摂っているにもかかわらず、夕食に比較して朝食ではダイナミックに変動する代謝産物が多いことがわかりました。代謝についてはやや専門的になるので、詳しい解説はここでは省きますが、どういうことかといえば、絶食が長く続いた後に食事をする朝食の場合は、生体内での物質が大きく変動し、絶食時間が短かった後の夕食ではこのような変動は小さいということになります。このことから、朝食を抜くと活発な代謝が起こらず、生体の代謝活動に不利であることがわかります。

同一食品を朝食・昼食・夕食と摂取したあとの血糖値を調べると、一般的には血糖のピーク値や持続値のいずれも、この順番に小さいことが知られています。これは、朝食ではインスリンが効率的に効くので血糖値が速やかに戻るのですが、夕食に多量の食事を摂るとインスリンの効きが悪いため、高血糖が維持されるからです。夕食後に高く維持される糖が脂肪合成に使われて肥満の原因になると考えられています。

システマティックレビュー（質の高い複数の研究データを、バイアスを極力抑えた方法で分析したもの）による、朝から昼にかけての食事と夜の食事で、血液中のブドウ糖とインスリン量を調べた研究がありますが、いずれも朝から昼にかけての食事の方で低い値が認められました。これらの結果は、夜の食事ではブドウ糖耐性（血糖値を正常に保つためのブドウ糖処理能力）の低下が出やすいことを意味しています。

また被験者に低炭水化物食を食べてもらい、同様の研究をすると、食事を摂る時刻が朝の８時の場合に比較して、夜の８時や夜中の０時の場合では、やはり高血糖と高インスリンが見られました。このことから、低炭水化物の食事によって高血糖を防止するより、食事のタイミングの調整の方が重要であろうと考えられます。

また、睡眠時の、脂肪酸化（脂肪を材料にしてエネルギーを産生すること）について調べた研究もあります。

朝食、昼食、夕食、夜食をそれぞれ、８時、12時30分、17時45分、22時に摂ると設定し、２回の施行を行いました。１回目は、朝・昼・夕食を摂り夜食は摂らずに、２回目は朝食は摂らずに昼・夕・夜食を摂りながら、代謝測定装置で呼吸商（１分間当たりに消費される酸素量に対する二酸化炭素排出量の比）、エネルギー消費あるいは睡眠、深部体温などを調べました。

その結果の分析から、夜食を摂る群は摂らない群に比較して、睡眠時の脂肪酸化が抑制されていることがわかりました。寝る前に夜食を摂ると、脂肪ではなく食事中の炭水化物からのブドウ糖を材料にエネルギー産生を行うことがわかっており、そのことから脂肪は使われず夜食が太りやすいことを説明できるのです。

さらに、朝食と夕食での食事誘発性熱産生が異なるという要因もあります。同一の食事を摂取しても、夕食に比較して、朝食では熱産生がさかんであり、またエネルギー産生の基質（材料）として、炭水化物より脂質が利用されることが知られています。やはり朝食は夕食に比較して、肥満を起こしにくい時間帯の食事であるといえるでしょう。

ゆるい絶食で安全な痩せ方も

昔から「腹八分目に医者いらず」という諺があるように、健康のためには食事は控えめにした方が良いことは感覚的にわかっています。実際、サルの実験からも、カロリー制限が寿命を延ばすことが、明らかになってきました。

一般的に、カロリー制限を行うときに食べる時間を制限すれば、ある程度、摂取カロリーも少なくなります。肥満対象者には、毎日必要エネルギーの70～75％の食事をすることを、肥満改善のガイドラインとして示しています。

多めに食べる日があっても、たとえば必要エネルギーの125％ほど摂取する日と、絶食（まったく食べないのではなく、必要エネルギーの25％を昼間に摂取）とを1日ずつ繰り返すことで、1日あたり75％の食事に匹敵し、抗肥満効果が出てくることが知られています。1日おきの125％と25％の組み合わせは、体内時計に対する負荷は強くないと思われます。

毎日制限する食事法でも、絶食を交互に入れていく方法でも、２～12ヵ月で、体重を６～８％低下させることができ、どちらも安全性や忍容性は保証できるとされています。

ほかにも、絶食時は０％摂取にする方法、週のうち２日だけ６５０kcal（平均的な50代男性では必要摂取量の25％程度）摂取とする方法など、いくつかの方法がありますが、空腹時のインスリン量やインスリン抵抗性（インスリンの作用が十分に発揮できない状態）の改善は、25％摂食の絶食を１日おきに組み合わせる方法が、結果が良いようです。

詳しく調べるために、インスリン抵抗性が出現しているメタボの人を対象に、絶食（25％摂食）と摂食１２５％を組み合わせた群と、毎日75％に制限して食べる群とで、６ヵ月後、12ヵ月後の結果を比較しました。体重、ＢＭＩ、脂肪量、インスリン量、インスリン抵抗性などは、絶食を組み合わせた方がより効果的でしたが、血圧、コレステロールなどには差が見られませんでした。絶食が入ることにより、インスリンの効果が強調され、そのためにインスリン抵抗性が改善するものと思われます。

これも感覚的にわかっていることではありますが、食べすぎたと感じた場合は翌日は何％かの絶食をするように心がければ、肥満予防になるというわけです。

寝る前に食べると太る、科学的理由

夕食から睡眠までの時間が2時間以内だとBMIが大きくなることが知られています。夕食から入眠までの時間が近いことが肥満の要因になる理由は主に3つあります。

1つ目は、食事で摂ったエネルギーを筋肉などで消費する前に寝てしまい、余分なエネルギーが蓄積されてしまいます。

2つ目の要因は、食事をすると血糖値が上がりますが、夜は眠りを誘う睡眠ホルモンとして知られているメラトニン分泌が起こることによって、血糖値を下げるインスリンの分泌が悪くなり、血糖値が下がりにくくなることです。この高血糖は脂肪合成に使われるのです。

3つ目の要因は*Bmal1*遺伝子です。時計遺伝子の*Bmal1*が脂肪細胞に脂肪をため込むことを促進させることが、細胞実験でわかっています。その*Bmal1*は夜に活発になるので、夜間に脂肪をため込みやすいと考えられています。

朝食内容と睡眠の密接な関係

朝食の重要性について述べてきましたが、我々は、朝食に和食を摂るか、洋食を摂るかという食習慣と睡眠リズムの関係について調べました。株式会社askenの食事管理アプリ「あすけん」

（付録章参照）の利用者を対象に、朝食習慣について年齢別にＷＥＢ上で質問をしました。

質問は、まず朝ごはんの内容を尋ねるもので、①和食、②和食と洋食が半々程度、③洋食、④シリアル・栄養補助品、⑤欠食、の選択肢としました。その結果、２６６３人の女性の回答では、和食が６３６人、和食・洋食３９０人、洋食７８２人、シリアル６０８人、欠食２４５人、その他２人となりました。

次に、平日と休日の就寝や起床時刻と、それぞれの食事パターンの関係を調べると、平日でも休日でも、早寝早起きの傾向が、和食、和食・洋食、洋食、シリアル、欠食の順番に現れていました（図４－３Ａ）。和食と洋食の間には統計的に有意差が見られました。睡眠の長さは食事パターンの影響を受けていませんでしたが、年齢が高くなるにしたがって早寝・早起きになっています（図４－３Ｂ）。また、食事パターンによる特徴的な年齢構成は見られませんでした（図４－３Ｃ）。

また、食事パターン別に、朝食時のタンパク質の種類別の摂取の違いについて調べました。その結果、和食群や和食・洋食群は魚類、大豆類、卵の摂取が高いという結果が得られました。また、洋食群とシリアル群は乳製品の摂取が高くなりました。それぞれのタンパク質を摂取する人の割合は、乳製品が圧倒的に高く、次に卵、大豆、さらに肉、魚と続きました（図４－４）。

この調査では、朝食が和食群の人は平日でも休日でも早寝・早起きの習慣がついている人が多

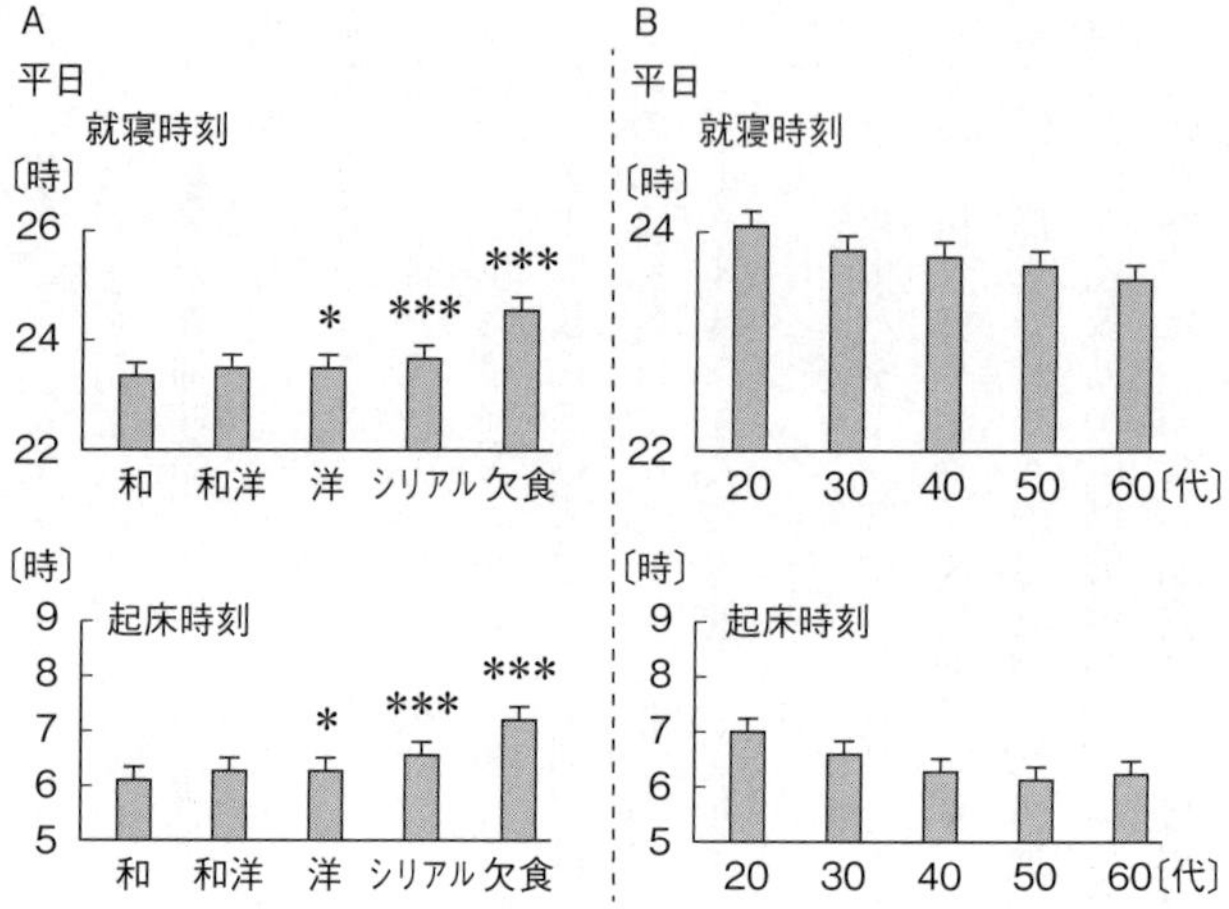

図4-3　朝食、睡眠、年齢の関係
A：就寝・起床に対する5種の朝食パターンによる違い
B：就寝・起床に対する年齢による違い
*p＜0.05,***p＜0.001,vs 和食 Tukey test

く、シリアル群や欠食群では遅寝・遅起きの習慣となっている人が多いことも明らかになりました。和食・洋食群は、見事に和食群と洋食群の間に位置していました。年齢的にはシリアル群と欠食群は若年層に多いという特徴がありました。

また、魚、大豆、卵の3種のタンパク質を摂取する人は、圧倒的に和食群や和食・洋食群に多く、和食群は洋食群に比較して魚、大豆、卵と、バランスの良い食事が摂れている傾向が見られました。「早寝早起き朝ごはん」は「朝ご飯」であり、毎日「朝パン」「朝シリアル」では難しいのかもしれません。

また、同様の調査で、20代から60代までの女性約1万4000名を対象に和

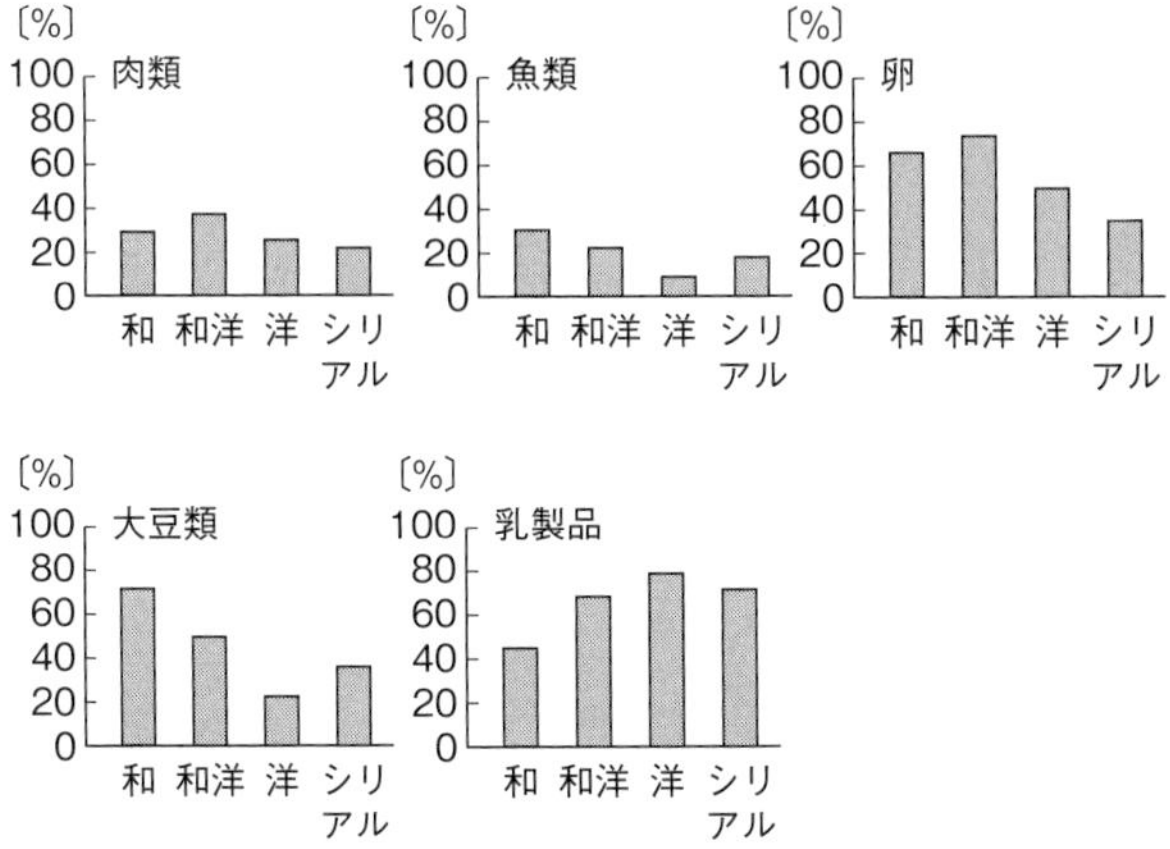

図4-4　5種の朝食パターンによる、摂取タンパク質の違い
それぞれの朝食パターンに属した人のうち、朝食に摂ると答えた人の割合（重複可能）。

食、和食・洋食、洋食、シリアル食ごとに、アプリによる食事記録から、カロリー、3大栄養素、ナトリウム、カリウム、食物繊維の摂取量を朝食、昼食、夕食ごとに調べ、BMIや収縮期血圧との関連性などを調べました。詳細は、紙面の関係で省きますが、結果として、シリアル食が栄養素のバランスに優れ、ナトリウム（食塩）が少なくカリウムが多いという好ましいバランスであることがわかりました。食塩の摂取量が少なめのシリアル群は、血圧が低めのグループの人の割合が有意に高くなりました。ただ、ややボリューム不足であり、朝食欠食の人ほどではないにしても、体内時計の夜型化に注意する必要があることがわかりました。

第5章 時間調理学

―時間によって調理を変えると体も変わる

この章では、時間栄養学の知識を用い、調理へと応用する工夫を考えてみたいと思います。というのは、我々人間は食材を栄養として摂取するのでなく、調理したあとの料理として食事をするからです。実際の料理は種々の食材を、種々の調理法で作製する、非常に複雑な工程といえます。表5－1には、同じ食材でも、時間栄養学的な視点で朝食に向いている調理と夕食に向いている調理に分けて考案したものを示しました。なお、そのなかの納豆の調理法については第2章で述べています。

5-1 時間と調理法

調理方法によってカロリーや栄養成分も違ってきます。ふだんの生活で大体わかっていることではありますが、ここではそれぞれの特徴をあらためて書き出し、時間栄養学的な視点からのコメントを入れて簡単にまとめてみました。

大きく分けて7種類、焼く、茹でる、煮る、炒める、揚げる、蒸す、そして和《あ》えるという調理法です。

焼く調理法

基本は火が直接食材に触れる調理法ですが、多くはフライパンやグリル・オーブンなどで間接的に火を当てて、かなり高温で調理します。特に肉類では、焼くことにより油分を落とすのでカロリーは低くなるということでは、夕食の調理に向いているといえそうです。一方、栄養成分が高熱で分解されてしまうものは、栄養学的にはあまり好ましくないかもしれません。

茹でる調理法

食材を湯の中で加熱する方法で、後述の煮物と比較すると、単に湯の中で加熱することが茹でることの特徴です。茹でる調理法の利点は、素材の良さを最大限に出す工夫ができる点でしょう。しかしながら、茹でることによって壊れた組織からは、水溶性の成分（糖、苦味、水溶性食物繊維、水溶性ビタミン）などが出ていってしまいます。

そこで、そういった成分も摂るために、茹で汁を使うという手もあります。第２章で述べたように、朝食に摂る水溶性食物繊維が腸内細菌の餌として良い働きをするので、ぜひ茹で汁ごと食べるような料理を工夫したいところです。ただ、食材によっては、たとえば茹でゴボウより、次に出てくる煮物や、炒めるキンピラゴボウなどにする方が、食物繊維も一緒に摂りやすい調理法といえます。

煮る調理法

水やだし汁に食材を入れて加熱し、加熱した食材とともに煮だし汁も使う調理法で、日本料理などでは煮物として最もポピュラーなものです。煮込みや煮つけなど、細かい調理法の違いはありますが、時間栄養学的な視点では、朝、昼、夕食のいずれでも、摂取時間による体への影響に特徴はない調理法だといえます。

炒める調理法

一般的には少量の油を使って野菜や肉を混ぜながら加熱する料理です。高温で短時間の油加熱ということになるので、油を使うことにより、たとえば脂溶性のビタミンAを摂取しやすくなります。また、茹でる、煮るなど比較的時間をかける調理法に比べると熱に弱く、水溶性の栄養素、たとえばビタミンCも失われにくく、摂取しやすくなるというメリットがあります。

揚げる調理法

揚げ物とは、高温の多量の油の中で食材を加熱調理することをいいます。「煮る」や「茹でる」と異なり、調理温度は150℃から200℃近くになります。高温の油に入れるので、表面ではタンパク質の固化という現象がおこり、食したときにサクサク感が残りますが、食材の内部は水分が保たれ柔らかさや風味などが残っています。

グラム当たりのカロリーが高い油で調理するので、どうしても高カロリーの調理法になってしまいます。素揚げや衣をつけない空揚げのような調理方法と比較して、衣をつける唐揚げや天ぷらなどは衣と油の両方のカロリーが加算され、特に天ぷらは高カロリーになるので、時間栄養学的な視点でいえば、夕食の調理には向かないということになります。

蒸す調理法

蒸し料理は蒸気を使って加熱する料理で、茹で料理のように水溶性の栄養素が溶け出すことはなく、また炒め料理のように油を使用することはなく低カロリーとなるので、ヘルシーな調理法といえます。また、100℃以上に加熱されないため栄養素の損失が少なく、形も崩さないので素材を生かした調理法でもあります。

欠点としては、調理中に味付けがしにくいので、下味を付けたり、タレやソース類で味付けをして食べる工夫がいることです。蒸し器ではなく、スチームオーブンレンジを使ったり、電子レンジで食材の水分で蒸し状態にしたりする工夫もあり、手軽に蒸し料理ができます。時間栄養学的な視点では、遅い夕食や、夜食を摂る必要があるときには、利用したい調理法です。

和える調理法

和え物は、下処理をした食材（和え種）を和え衣（酢味噌やドレッシング、ゴマ醬油）とともに和える（混ぜる）処理をする料理法です。日本料理の副菜に相当するものに多く見られます。和え種になる食材はあらかじめ、刻む、茹でる、煮る、炒めるなどの処理をしたものを使います。

食事バランスの観点から、パンやご飯といった主食だけを摂るより、主菜、副菜を摂ることが必要ですが、時間栄養学的な視点では、たとえば朝食に主食だけですませる忙しい人にも、ぜひ一緒に摂るようにすすめたいのがこの和え物の副菜なのです。このように朝忙しい人の場合でも、前日から和え種の食材を用意しておけば、朝食時の副菜として和え衣で和えるだけなので摂りやすくなるのではないでしょうか。豆腐の白和えや、おからを使った卯の花和えなどは食物繊維もタンパク質も摂取でき、おすすめです。

5-2 調理時間が少ない朝でも

加工品も上手に使う

朝食は、時間栄養学的にもとても重要なのですが、その重要性をいくら訴えても、とにかく朝は料理する時間がないという声が圧倒的に多く聞かれます。そのような状況なので、あらかじめ栄養素のバランスがとれた加工品を利用することも、良いことだと思います。

たとえば洋食系では、ツナ缶を利用して、ツナサラダやツナサンドなどで摂るという方法もあります。ツナは、魚に多く含まれ健康効果の高いことでよく知られる、不飽和脂肪酸のＤＨＡやＥＰＡが豊富で、朝食で不足しがちなタンパク質も豊富なところが利点です。実際ＤＨＡやＥＰＡは朝での吸収が良く、かつ末梢時計の同調にも働くと考えられています。

もちろんツナの代わりに鯖缶などを使ってもいいし、ＤＨＡやＥＰＡは含まれなくても、たとえばハムやウインナーなどで、タンパク質を摂った方がいいでしょう。加工品やレトルト食品としてスープ類も豊富にそろっていますし、なかには朝食用に開発されたものもありますので、じょうずに利用すると良いでしょう。

	朝食向き	夕食向き
納豆	納豆ご飯	納豆サラダ
卵	DHA/EPA強化 卵かけご飯	ビタミンD強化 卵調理
小魚	イワシとゴボウの煮物	イワシの南蛮漬け
鶏	鶏のから揚げ 鶏天ぷら	鶏蒸し焼き

表５-１　食材別、時間栄養学の視点から推奨される調理例

ちなみに、我々は日本水産株式会社との共同研究で、スケソウダラタンパク質（かまぼこ、カニカマ、ちくわなど）を朝摂ることが、高齢者の筋肉量低下を防ぐ効果があることを見出しています（https://www.nissui.co.jp/news/20191111.html）（金鉉基ら。「薬理と治療」５月号、２０２１、ライフサイエンス出版）。

手軽なものも取り入れて

和食ではどうでしょう。ご飯は玄米系や大麦や雑穀を白米と一緒に混ぜ込むと、食物繊維の働きで血糖値の上昇が抑制されます。この効果は昼食や夕食でも期待できるので、肥満で糖尿病予備軍の人には白米だけの主食よりもおすすめです。卵かけご飯にすれば、簡単にタンパク質をプラスでき、朝食に最適です。特にＤＨＡやＥＰＡが強化された卵も売られていますので、そういったものを選ぶとさらに良いでしょう（表５－１）。タンパク質として、納豆や冷ややっこも手軽に摂りやすいし、味噌汁も、即席のものであってもぜひ一緒に摂りたい一品です。

栄養バランスが取れ、手間をかけずに摂れる料理としては、シリアルに牛乳や豆乳を組み合わせることもおすすめです。

手軽に済まそうとすると、どうしても朝食としてタンパク質の摂取量が少なめにはなりがちですので、卵料理や乳製品を加えたいところですが、最近では、10~15g程度のタンパク質が含まれるスナックバーなども手に入りますので、究極の簡単な朝食として、たまに利用するのも悪くないでしょう。

朝食の調理として、油で炒めたものやオイル系のドレッシングを使ったサラダなどは向いています。なぜなら朝は、脂溶性のビタミンなどの吸収が良いと考えられているからです。

5-3 工夫が必要な夕ごはん

時間栄養学的な視点で夕食の特徴をあげてみます。

(1)夕食はインスリン抵抗性があり、高血糖になりやすい。

(2)夕食後から寝る前までに2~3時間の十分な時間を空けないと、摂取したエネルギー消費が起こらず肥満の要因になっていく。

(3)一般的に習慣として、夕食は3食中で一番たくさんのエネルギーを摂取しやすく、タンパク質も偏って多く摂取しやすい。
(4)夜遅い食事は夜型を助長するが、インスリンの作用が関係している。
以上のような特徴を考えると、夕食では高血糖を起こしにくい調理法が良いということになります。ごはんを白米だけで食べるということはあまりないと思いますが、単独で食べるよりは、玄米や大麦などが入ったものにする、炊き込みご飯にする、あるいはカレーライスとしてなど、血糖値を上げにくいものを混ぜて食べる方が良いと考えられています。

また、(2)の特徴を考えると高カロリー食になるのを防ぐ方が健康には好ましく、そのためにたとえば同じ豚肉でもトンカツではなく、豚肉の冷しゃぶサラダにするなど、カロリーを下げることが必要です（表５－１）。カロリーを抑えてもボリューム感が出る工夫として、スープや豚汁のようなものはおすすめです。

食事時間が遅いなら

また、主菜や副菜などは取り皿に取り分ける、ビュッフェ形式のようなことはやめて、１人前の盛り付け調理にして、食べる量が見えるようにする方が、摂りすぎを防ぐためにはいいでしょう。ただ、サラダ類やスープ類、根菜の煮物などは栄養学的にはたくさん摂りたいものも多いので、そういうものはお代わり自由にしてもいいかもしれません。

そういった食行動への心理的な工夫も、時間栄養学を考えると、取り入れていった方が良いと思います。鶏の唐揚げなどを夕食に余分に作ってしまったら、余分は出さずに翌朝の朝食にサーブすると、夕食時には摂り過ぎにならず、朝食時のタンパク質摂取不足の解消にもなります。

夕食がどうしても遅くなる人には、1日4～6回に分けて少量ずつ摂る分食をすすめていますが、特に夜遅い時間帯に食べる食事には食材や調理の工夫が必要です。米やパン、麺など主食は早い時間に済ませておいて、遅い時間帯は低糖質な食材を使った主菜や副菜を中心に食べるのが良いと考えられます。また、消化管運動に時間がかからないものを選ぶようにするべきなのですが、たとえばビーフステーキよりはハンバーグ（かたまりより細かくなったもの）、生よりは加熱処理をしたものなどが消化しやすく、消化時間を低減できます。

また、味付けの点からは、香辛料が強い食事は覚醒度が上がり、夜遅い食事の場合は睡眠に不利に働くので注意が必要です。

食後のデザートも夕食、特に遅い夕食時は注意する必要があります。生クリームたっぷりのアイスクリームよりは低カロリー系のアイスクリームが良いでしょう。豆乳や低カロリーの甘味料を使うなど、低カロリーでもおいしい商品も出ています。私は以前、血糖値を連続モニターしながら、夕食後のデザートで大福餅を食べてみたことがあります。すると夕食で上がった血糖値のピークがさらに高くなったのです。やはり夕食後のデザートや夜食は、非常に注意して摂食すべきかと思われます。

カルシウム不足は夕食の調理法がカギ

カルシウム不足といわれる日本人の食生活ですが、時間栄養学的には夜の方が朝よりカルシウムの吸収率が良いと考えられています。そのため、夕食時のカルシウム摂取が有効になるように、調理上の工夫をすると良いと思います。牛乳、チーズ、ヨーグルトなどは腸からの吸収率は50％程度ですが、小魚、海藻類、大豆製品では20％程度と低くなっています。

調理法によって、これらの小魚や海藻類の吸収率を上げることができます。酢に含まれていることが多いクエン酸やリンゴ酸などの有機酸は、カルシウムの吸収を助けるので、魚の南蛮漬けや、小魚と海藻の酢の物などに調理したもので摂取した方が良いと考えられます（表５－１）。カルシウムの吸収にはビタミンDが欠かせません。干ししいたけ以外にもビタミンDが強化された牛乳や卵なども市販されていますので上手に使うと良いでしょう。

ところで、ゴボウなどの水溶性食物繊維は、朝の摂取で便通を良くしたり、高血糖を抑えられたりすることを述べました。調理としては、良質のタンパク質が含まれているイワシなどを組み込んで、イワシとゴボウの煮物や、煮干し入りキンピラなどにして、朝に摂ることもおすすめです。

第6章 ライフステージ別の体内時計

——胎児から高齢者まで

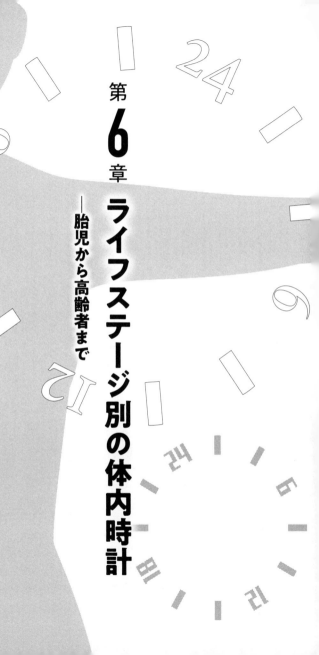

ここまでのところで、年齢によって体内時計の働きが違うことを述べてきました。たとえば高齢者では、体内時計の位相が早くなったりリズムの振幅が弱くなったりします。それに加えてライフスタイルや体力といったあらゆる要素が変わってくると、時間栄養学の考え方も変わってきます。ここでは、胎児期から幼児期、学童期、青年期、壮年期、老年期に分けて解説し、さらに老年期では高齢者特有の骨や筋肉の衰え、睡眠の変化についても詳しく述べていきます。

6-1 胎児期から幼児期への時間栄養学

マウスの実験によると、出産3日前には主時計、すなわち脳の視交叉上核の体内時計システムはでき上がっていますが、その時点で末梢時計のリズム性は弱い状態です。これは主時計や脳時計から末梢時計への伝達の形成に日数が必要となるからです。ヒトの場合、生後3ヵ月ぐらいまでかけて、主時計も、その出力である睡眠リズムも固定されてきます。

別のマウスの実験では、母親の食事を非活動期（ヒトの夜に相当）に設定して末梢の体内時計を乱した状態にすると、胎児の体内時計も乱れ、生まれてくる時刻も変わってくることがわかりました。すなわち、母親の食事と体内時計の同調が、胎児の体内時計の同調にもつながるのです。

その際の母親の胎児に対するシグナルが何なのかはわかっていませんが、メラトニンやドパミンがその候補としてあげられています。これをヒトになぞらえると、妊娠期の人は生活リズムとしてきちんと規則正しい時間に食事をすることが、胎児の体内時計の健全な発達に寄与し、ひいては正常分娩に寄与すると考えられます。

時計遺伝子の変異により体内時計が乱れたマウスは、繁殖維持が難しいことがわかっています。その理由は、体内時計が排卵周期をコントロールしているため、時計が乱れることにより排卵周期が乱れやすくなるからです。

マウスでは暗期の初め（ヒトの朝に相当）に繁殖にかかわるホルモンが出て、女性ホルモンのエストロゲンが急速に高まります。そこで、周期が長い体内時計の*Clock*遺伝子を変異させたマウスを、わざと明暗周期を24時間より長い状態で飼育すると、妊娠率が高まるという結果が出たということです。

また授乳行動も体内時計の支配下にありますので、体内時計がずれると適切な授乳パターンができずに、乳児の成長遅滞が起こりやすくなります。たとえば子供が正常マウスで母親が*Clock*遺伝子変異マウスであれば、成長遅滞が起こります。一方、子供が*Clock*遺伝子変異マウスでも母親が正常マウスであれば、正常に成長します。

母親の授乳行動を観察すると、正常マウスでは1日のなかで、長い時間授乳行動をとりますが、変異マウスの授乳行動は非常に細切れで、まとまった時間をかけて行われることはありませんでした。このような母親マウスの授乳行動が子供のマウスの成長遅滞を引き起こすものと考えられているわけです。

6-2 学童期から青年期の時間栄養学

体内時計と肥満や成績

ヒトの成長ホルモンは夜間に分泌がさかんになりますが、これは、体内時計が睡眠リズムを形成し、ちょうど深い睡眠に達したときに成長ホルモンが分泌されるというしくみがあるからです。したがって、徹夜をして深い睡眠が妨げられると成長ホルモンは出なくなります。このことから、体内時計が乱れるような生活リズムでは、成長ホルモンの正常な分泌が妨げられる可能性が考えられます。

小学校の低学年くらいまでは朝型の生活になっていることが多いようですが、高学年になると深夜までスマホを使用したり、夜食を摂るようになったりして、夜型の生活になる人が増えてきます。

2018年度に港区の食育調査研究で、公立の小学校児童、中学校生徒に対して行った研究成

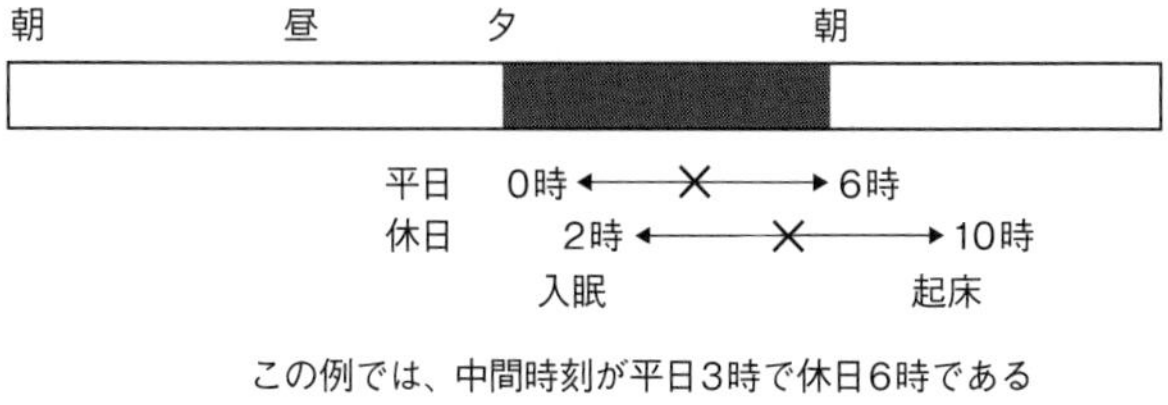

図６-１　社会的時差の起こるしくみ
社会的時差は、平日と休日で入眠時刻と起床時刻が異なることにより生まれる。この例のように、中間時刻の差が３時間ある場合、社会的時差が３時間であるという。中間時刻が平日と休日も同じであれば時差は０時間となるわけだが、一般的にこの時差が１時間以上あると、社会的時差が起こっているという。

果について、学童期の体内時計の特徴と、時間栄養学的な視点を述べたいと思います。まず生活リズムに関する調査では、平日と休日の睡眠の差による体内時計のずれである社会的時差（図６−１）は、学年が上がるほど大きく、男女で比較すると女子の方が大きくなりました（図６−２）。このことは、学年が上がるにつれて、学校がある平日はまだリズムが保たれていても、休日で入眠・起床時刻のずれが大きくなることを意味しているようです。

この社会的時差が大きくなるほど、「勉強が好きか」「成績は良いか」といった質問項目に対する回答では低い評価になるという結果も出ました。また、社会的時差が大きいほど運動が嫌いで、実際の身体活動回数も少なく、体力も自信がないという傾向が見られました。さらに、精神衛生の項目でも、社会的時差が大きい児童・生徒は、疲れやすい、イライラする、粘り強さがないな

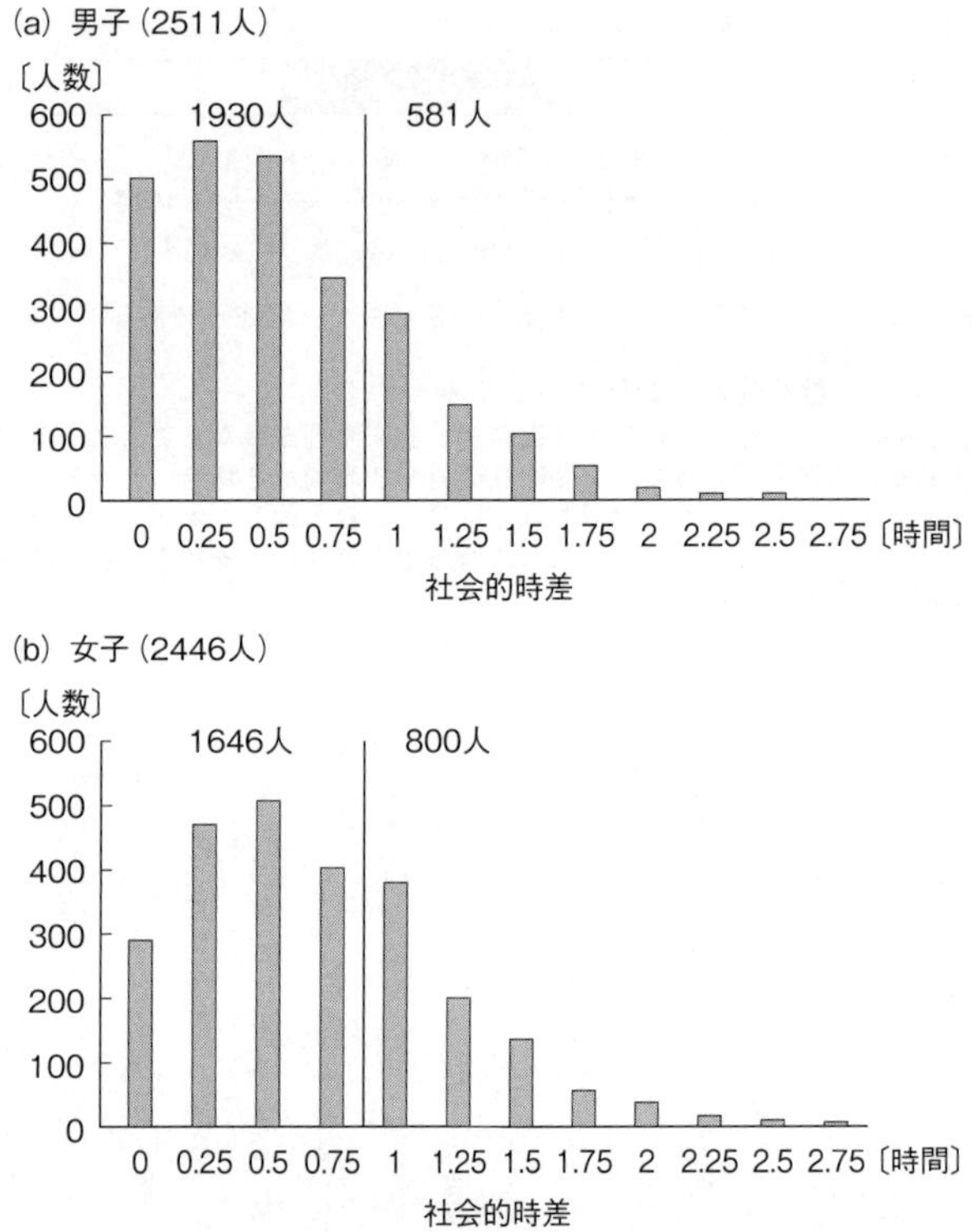

図6-2　小学生の社会的時差の分布
社会的時差１時間以上は、小学生では男子より女子に多い。

ど、問題が多い傾向がありました。その他の特徴として、朝食を欠食している、朝食時のタンパク質摂取が少ないなど、バランスの良い朝食を摂取していない傾向も見られました。

社会的時差が大きくなる原因としては、平日に夜更かしをし、学校に間に合うように朝はそれなりに早く起きていても、休日など学校がない日は、もう少し夜更かしし、朝の起床が大きく後ろにずれる睡眠パターンになってしまうという生活が考えられます。

このような、体内時計が後退する一つの要因となるのは、スクリーンタイムと呼ばれるスマートフォンなどの使用時間が長くなってしまうことであり、社会的な問題にもなってきています。そこで、スクリーンタイムの長さを、1日の合計が1時間以下、1〜3時間、3時間以上に区分し、また、寝る直前までの使用をよくする、時々する、ほとんどしない、しないグループに分けて、いくつかの項目について関連性を調べてみました（図6-3）。

年齢が上がるにつれてスクリーンタイムが長くなり、かつ寝る直前までスマートフォンなどを操作する子供が増える傾向がありました。BMIが高い人は低めの人に比べて、またソフトドリンクの摂取量が多めの人は、あまり飲まない人に比較して、スクリーンタイムが長くなる傾向も見られました。さらに、寝る直前までスマートフォンを見る人では、見ない人に比べて1・5倍程度スクリーンタイムが増しました。

勉強の好き嫌いや成績も同様で、これらの評価が悪い人は、スクリーンタイムがやはり増加し

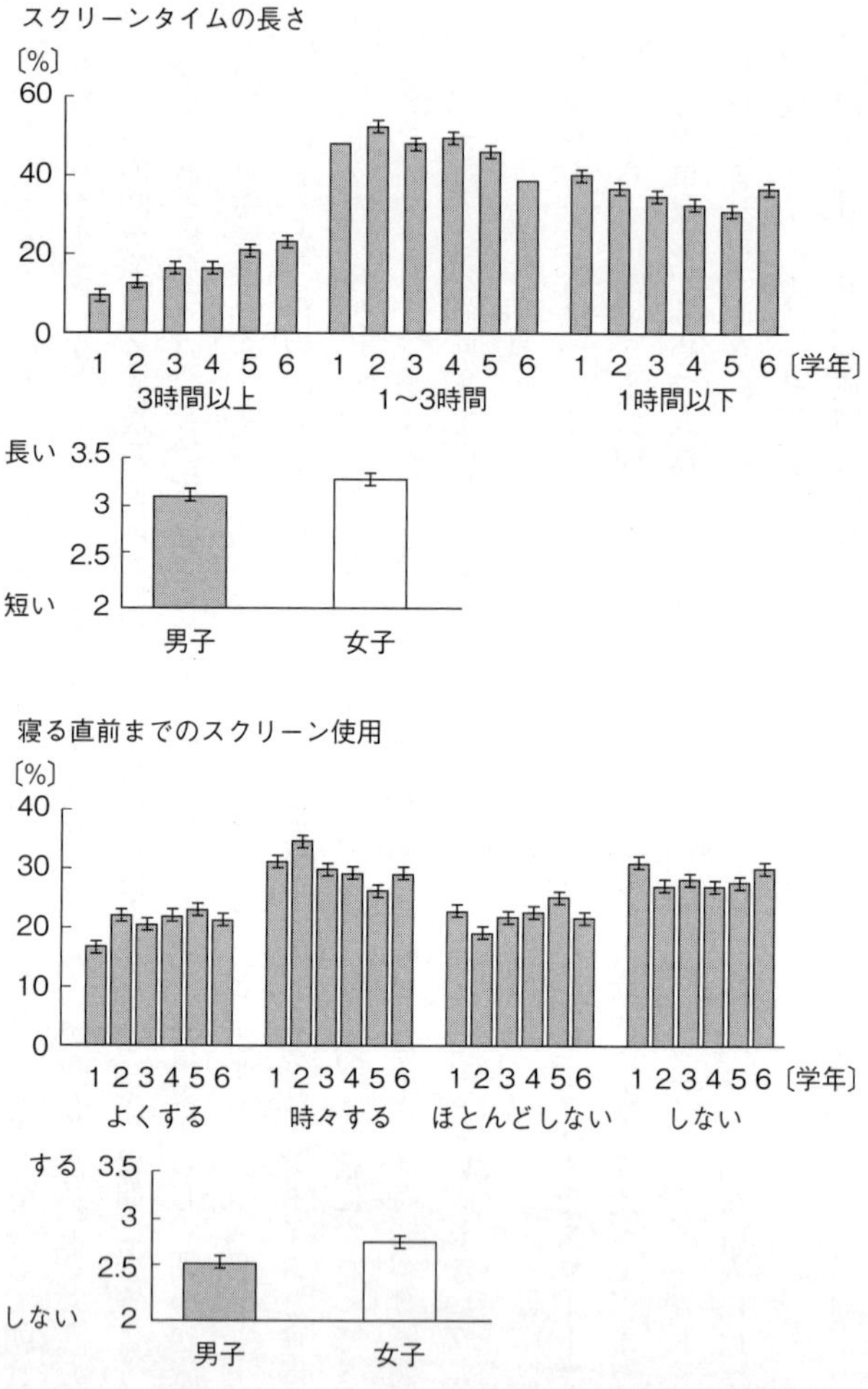

図6-3　小学生のスクリーンタイムの長さと、寝る直前までのスクリーン使用についての学年ごとの分布

学年が上がるほどスクリーンタイムが長くなるが、6年生は中学入試のためかやや減る。スクリーンタイムの長さと、寝る直前まで使用のいずれも女子の方が長い傾向が見られる。

Mineshita Yら（*BMC Public Health*,2021）

ていました。また、身体活動が低い人やドライアイになりやすい人も、スクリーンタイムが長いことがわかりました。私の考えとしては、スクリーンタイムが3時間以上で、寝る直前もスマホなどを見るという習慣は体内時計にとって最悪で、許容できるのは1時間以内で、寝る直前を避けることです。

児童の孤食と早寝早起き

次に朝食時の、1人で食事を摂る孤食について調べました。

平日の朝食が孤食である児童は約15％存在しています。孤食でない場合も、片親と食べる場合や、両親と食べる場合、さらに兄弟や祖父母と食べる場合などに分けて調査をしました。今回は家族構成にはかかわらず、体内時計との関連での調査として、平日と休日のそれぞれの入眠時刻と起床時刻の4項目と、孤食の関係を解析しました。

その結果、早寝早起きする児童ほど、孤食になることが少ないという結果が出ました。たしかに早寝早起きをしないと、家族とタイミングが合わず一緒に朝食が摂れなくなりがちであることはわかります。ところが、平日の朝食が孤食かどうかより、休日に早寝早起きかどうかの方が関連があることがわかりました。このことは、平日や休日にかかわらず、早寝早起きができる体内時計、すなわち朝型人間であれば、孤食の危険性を避けられる可能性が高いということを意味しています。

逆に夜型人間であれば、孤食になる危険性があるともいえます。ではなぜ夜型が孤食になりやすいかを説明するための調査として、まず被験者に「寝る直前までスマートフォンなどを操作しますか」という質問をしてみました。それに対して、直前までする人は孤食の危険性が高いということがわかりました。

次に睡眠そのものの影響を見るために、平日と休日の睡眠の長さと孤食の関係を調べてみましたが、まったく関連性は見られませんでした。さらに、学習や運動の多忙などが孤食の原因になる可能性を調べるために、学習塾や運動系のクラブなどに参加する頻度とその拘束時間の長さなどとの関係を調べてみましたが、孤食の発生率に影響は見られませんでした。

なお、夕食の孤食についても調べてみましたが、その割合は全体の1％にも満たず、ほとんどの児童は、誰かと食事を共にする共食であることがわかったので、その後の解析はしていません。

朝食内容によるメンタルや知識の傾向

「早寝早起き朝ごはん」ということがいわれるようになり、子供の成長に睡眠や朝ごはんの大切さが認識されるようになってきましたが、特に朝食の内容の重要性について、朝食抜きの場合と比較して考えてみました。

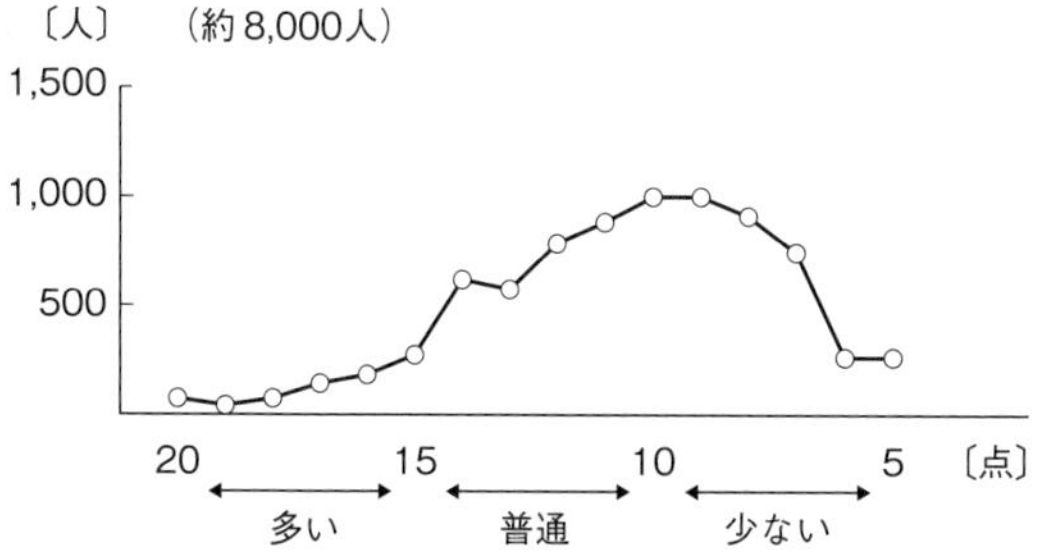

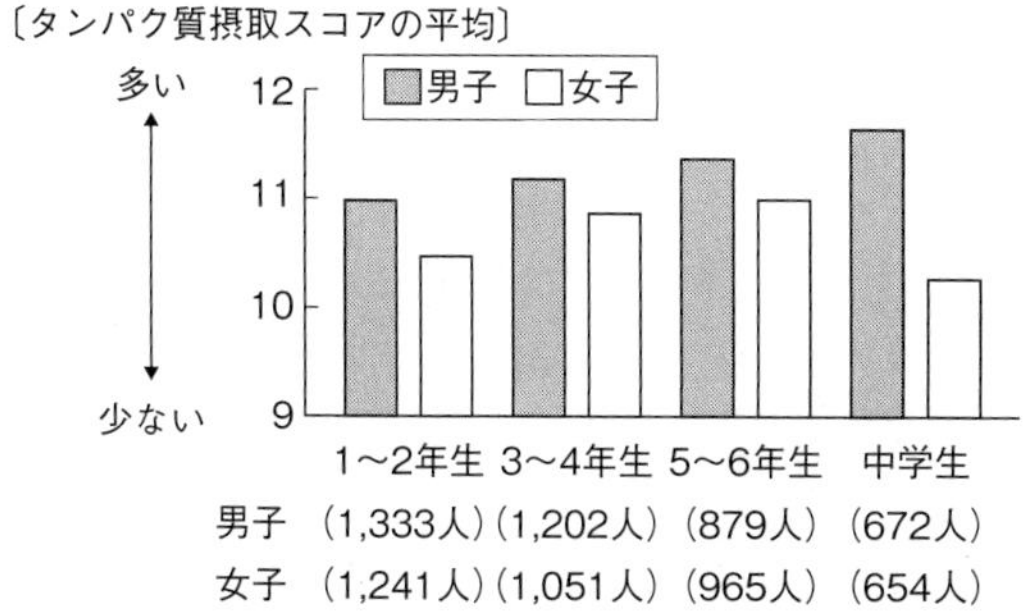

図６-４　小・中学生の朝食時のタンパク質摂取状況

（上）５品目（肉類、魚類、大豆類、卵、乳製品）を「たっぷり食べる」を４点、「ふつうの量を食べる」を３点、「少し食べる」を２点、「食べない」を１点の４段階で回答してもらった。どのタンパク質も１点なら計５点（最低点）、すべての品目が４点なら計20点（最高点）と合計のスコアでタンパク質摂取状況を評価した。５点、６点、７点というよく摂れていない人が1000人以上いる。

（下）学年が上がるにつれて男女ともにタンパク質摂取を表すスコアが多くなるが、中学生の女子では低下する。

まず、朝食時のタンパク質量について、肉類、魚類、大豆類、卵、乳製品の5大タンパク源の摂取状況を調べました。小・中学生への質問なので、少していねいに、肉類はハムやソーセージが、魚類にはかまぼこが、大豆類には豆腐などが、乳製品にはヨーグルトなどが含まれるといった説明を加えて質問しました。

図6－4のような結果を得ましたが、驚いたことに、5〜7点の生徒が1割以上で、非常に不十分な朝食を摂取している可能性がありました。また、小学校の低学年から中学生にかけてどの学年でも男子は女子より多くのタンパク質を摂取していました。一方、女子は小学生の間は学年が上がるほど多くタンパク質を摂取していましたが、中学生になってからの増加は見られませんでした。おそらく中学生の女子は肥満を気にするようになって、朝食の摂取ボリュームが低下するという見方もあります。

5品目の摂取量を比較すると、卵と乳製品が高く、次に肉類で、大豆類や魚類の摂取は少ないという結果でした。このことは、摂取しやすさ、調理法の簡単さなどの要因が絡んでいる可能性があります。そこで、この5品目で、図6－5のような解析を行いました。さらに、それぞれ精神面について質問をしたところ、「和食」の方が「洋食」や「シリアル」より不安やイライラが少ないという結果が出ました。ただ、「洋食」と「シリアル」では粘り強く疲れにくい傾向があり、どちらにも良い影響はありそうです。

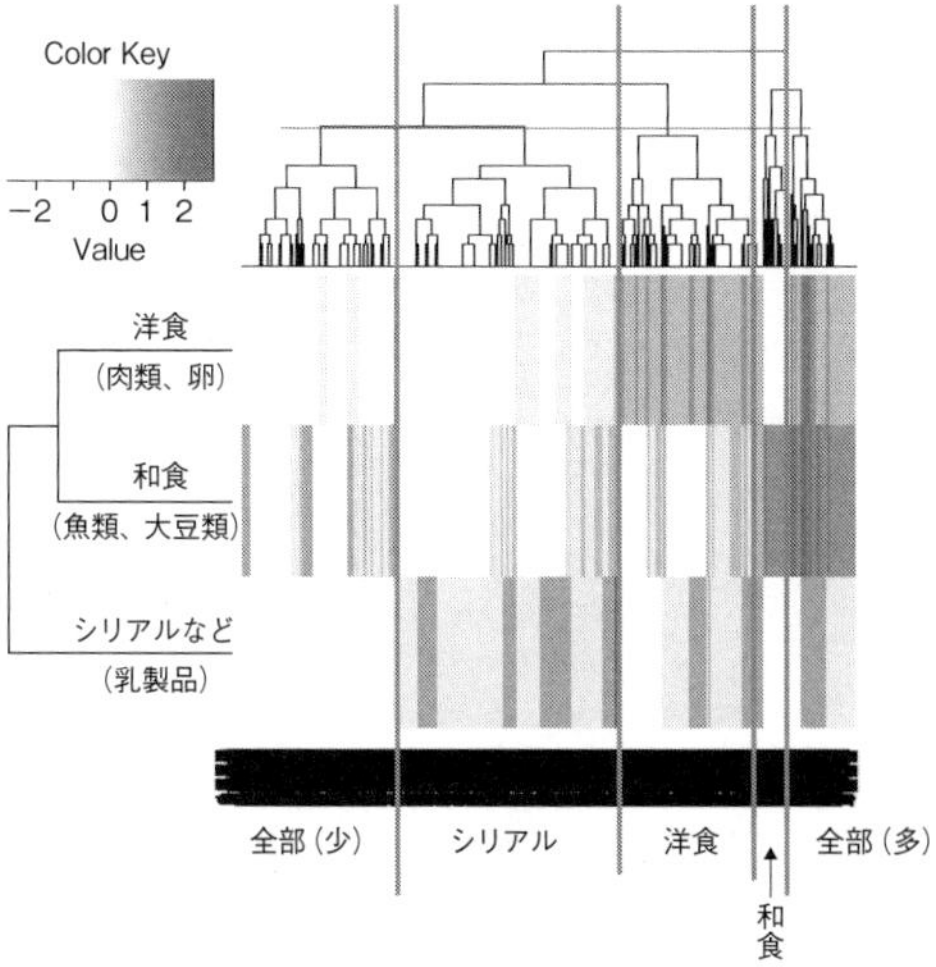

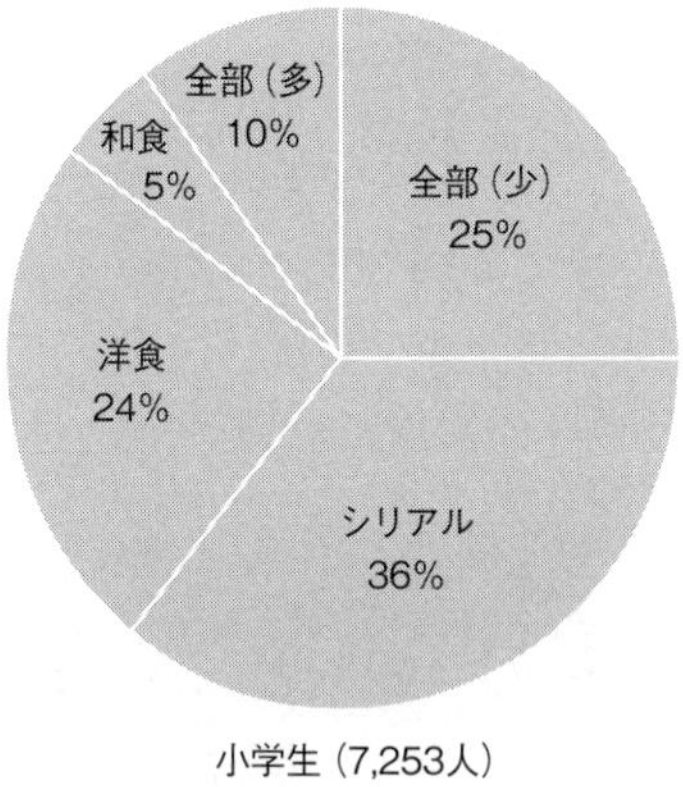

図6-5　小学生が朝食で摂っているタンパク質の内容

調査対象を似た性質を持つものに分類してクラスター（グループ）を作り分析する手法を使って、調査を行った。タンパク質で、肉類・卵（洋食)、魚類・大豆類（和食)、乳製品（シリアルなど）にクラスターを形成すると、縦方向に5つに分類できた。モノクロのためわかりにくいので、マイナスのスコアは白くしている（上の図)。肉類と卵を「洋食」、魚類と大豆類を「和食」、乳製品を「シリアル」と仮に呼ぶことにして、全部のタンパク質が少ない、シリアルパターン摂取、洋食パターン摂取、和食パターン摂取、全部のタンパク質を多い、の5群を、下の円グラフでそれぞれが全体に占める割合を示した。

また、食文化に関する、だしの知識や季節の旬の食材の知識などの質問で、和食の知識が豊富であるという結果が出ました。また和食は早寝早起きであることがわかり、第4章の大人の朝食調査結果と同様、「早寝早起き朝ごはん」の標語の朝ごはんは、パンやシリアルではなく和食を示していると感じる調査結果です。

次に、5品目のトータルスコアと、種々の質問項目についての相関性を調べると、このスコアが高いほど、勉強が好きで授業の理解度も高く成績も良いという結果でした。

また、タンパク質のスコアが高い人ほど、起床時間が平日でも休日でも早く、スマートフォンなどを夜遅くまでしないことがわかりました。さらにそのスコアが高いほど、体力に自信があり、身体活動が好きであるという結果も出ました。

以上をまとめると、朝食でタンパク質を多く摂れている人は、おそらく生活リズムが規則正しく早寝早起きが習慣づいており、そのことによって朝食に時間的余裕があり、和食を中心とする十分量の食事を摂ることができている可能性が高いと考えられます。また、タンパク質摂取量が多いことで、体調も良くなり体力の自信などに結びついているのかもしれません。

青年期の朝食と肥満

学童期や青年期の学生を対象とした系統的レビュー研究（既存文献を徹底的に調査した上で、

質の高いデータを、偏りを極力なくして分析するもの）で、朝食と肥満の関係を調べたものがあります。

この研究では、習慣的に朝食を「毎日は摂らない人」の肥満になりやすさが、「毎日摂る人」の肥満になりやすさに対して1・43倍となっていることが報告されています。他の研究者が行った18～22歳の男女大学生を対象にした研究でも、朝食を抜いている人が肥満気味であることがわかっています。肥満傾向以外にも、朝食を摂らない方が、抑うつ傾向が強いことなどもわかっています。

夜の食事についても、メラトニン分泌開始時刻（一般に起床から14～16時間ほど経過した時刻）と体内時計との関連が調べられています。その結果、分泌時刻の4時間前（起床後16時間後に分泌開始の場合、起床後12時間）から就寝時刻（8時間睡眠の場合、起床後16時間）までの時間にエネルギー摂取量が多い人ほど体脂肪率が高く、体内時計が夜型の人ほどその傾向が強くなりました。つまり夕食から就寝まで4時間かそれ以上空けられない人は、太りやすいということを意味しています。

6-3 壮年期の時間栄養学

壮年期は、何といってもメタボや肥満を予防することが、循環器疾患を予防することになり、健康寿命の延伸につながります。ある大規模コホート研究において、興味深い結果があります。コホート研究とは、ある特定の疾患の起こる可能性がある要因を考え、対象集団（コホート）を決め、その要因を持った群と持たない群に分け、一定期間追跡し、その要因と疾患との関連性を明らかにする研究方法です。

この研究によって「食事バランスガイドを遵守した食事は循環器疾患死亡率や総死亡率を低下させた」こと、「いわゆる欧米型の食事パターンの食事が多いと、大腸がん、前立腺がん、乳がんのリスクを高める」ことが明らかになってきました。なお、この3つのがんは、シフトワークに長年携わる人が罹患するリスクが高くなることも知られています。

朝食抜きのリスク

朝食を摂らないとメタボリックシンドロームのリスクとなり、肥満、高血圧、脂質異常症、糖尿病などの危険因子が増すことは多くの研究で示されてきました。一方で、脳卒中や虚血性心疾患に対する朝食欠食の危険性についてはよくわかっていませんでした。脳卒中には、主に脳梗塞、脳出血、クモ膜下出血があります。

ごく最近、ある多目的コホート研究（小室一成ら。*Atherosclerosis*, 2021）により、13年間の追跡調査による朝食欠食との脳卒中や虚血性心疾患との関連性についての調査が報告されました。「開始から5年目に実施した生活習慣に関するアンケート調査」に参加した45～74歳の男女約8万人を対象とし、朝食摂取回数が週に0～2回、3～4回、5～6回、毎日という4つに分けました。追跡期間中に、3772人が脳卒中発症と診断され、870人が虚血性心疾患と診断されました。そこで朝食を毎日摂取する人と、週に0～2回しか摂取しない人の発症リスクを調べると、脳卒中全体で18％、脳出血にしぼると36％も危険率が増していました。脳梗塞、クモ膜下出血、虚血性心疾患については、このような差は見られなかったということです。

なぜ脳出血に対して朝食欠食が大きく危険因子を増したのでしょう。もちろん脳出血は高血圧に関係しますが、体内時計との関連では、特に早朝の急激な血圧上昇が危険因子となります。朝食を欠食すると空腹によるストレスなどから血圧が上昇しますが、この上昇は朝食を摂れば改善されます。そのことから、日常的に朝食を摂らない人は朝に高血圧になりやすくなっており、それが脳出血の危険因子になっていると思われます。

一方、夜遅い食事は肥満や冠状動脈性心疾患のリスクを高めることもよく知られています。これらのリスクを避けるためには、炭水化物・タンパク質・脂質ならびに食物繊維やビタミン・ミネラルなどのバランスの良い食事を心がけ、朝食はしっかり摂り、遅い夕食は避け、どうしても夕食が遅い場合は、分食したり質の良い間食を摂ったりすることで、夕食時の血糖値スパイクを回避するといったことを心がけたいところです。

シフトワークや不規則就労になる場合は、食事パターンが不規則になる可能性があります。食事パターンが不規則化したモデルマウスの研究では、肥満や脂質異常症、炎症性サイトカイン（炎症反応を引き起こし、病原体を排除する働きがある物質）による反応が強く出ることが知られています。なるべく規則的な食生活を送ることをおすすめしたいと思います。

6-4 高齢者の体内時計

主時計の老化

脳の視交叉上核の主時計としての性質や機能は、加齢によって変化します。そうすると、全身の時間秩序は大きく影響を受けることになります。

時計遺伝子発現リズムの日内変動を調べた研究によると、加齢したマウスやラットでも、基本的には若齢動物と同様に正常なリズムを刻むことが知られていますが、振幅が低下傾向にあったり、いくつかの時計遺伝子で発現レベルの低下が見られたりしています。周期については、老齢の方が少し短縮しているという論文があり、位相については、論文によって、老齢の方が少し遅れているというものや正常であるというものとがあります。

主時計への光刺激の影響を、*Per1*や*Per2*遺伝子の発現の増減を指標に調べた結果、生後約2年の高齢ラットでは、遺伝子発現の減弱が見られました。おそらく網膜から視交叉上核へ至る情報シグナル伝達が、加齢により影響を受けて弱くなったものと考えられます（図6－6）。

主時計の神経活動リズムは、普通は昼高く夜低いというリズムを示します。加齢によりそのリズムの振幅が約50％に低下し昼夜の差が小さくなると、神経細胞同士のニューロンネットワークが弱くなり、細胞間の同期性が弱くなることがわかっています（図6－6）。つまり明暗環境の位相を前進させて1日のリズムを短くすると、加齢した動物では行動リズムがなかなか追いつけなくなるということになります。

恒常暗下での、リズム周期を調べると、ハムスター、ラット、マウス、霊長類のいずれも加齢により短くなり、振幅も低下します。図6－7にマウスを連続暗期で飼育した場合の概日リズム周期の短縮と振幅の低下の例を示します。

ヒトの場合、主時計の機能を直接調べることはできないので、行動や睡眠・覚醒リズムを指標

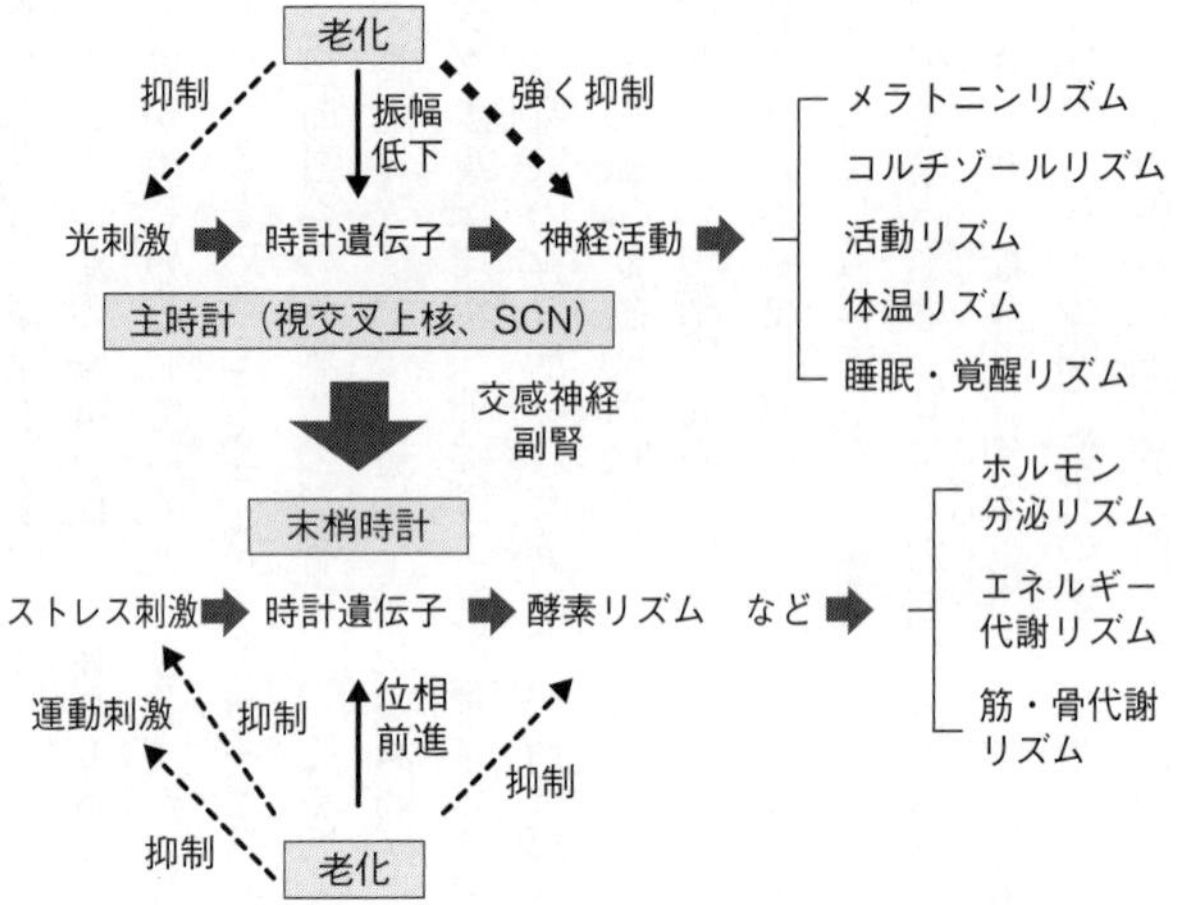

図6-6　体内時計の老化と種々のリズムのファクターとの関係
主時計への老化の影響として、光同調の減弱、時計遺伝子発現リズムの振幅が低下、アウトプットである神経活動リズムの減弱が起こる。その結果、主時計が強くかかわるリズムに変化が起こる。
末梢時計への老化の影響は、ストレスや運動の同調刺激が減弱し、位相は少し前進、アウトプットである酵素発現リズムなどは減弱する。その結果、末梢時計が強くかかわるリズムに変化が起こる。

として類推します。ヒトの体内時計周期は若齢者も高齢者も24・18時間ですが、実験した動物と同様に、高齢者になると血圧リズムの振幅が低下し、かつ位相が2時間程度前進します。ヒトの場合、24時間に同調させるために必要な光の強度は、高齢者では若齢者の10倍程度にもなります。加齢とともに光同調能力が低下するのです。

ヒトの死後の脳で主時計の神経を調べた報告では、抗利尿ホルモン神経細胞の活動が低下していたことがわかりました。また、主時計以外でも、死後の大

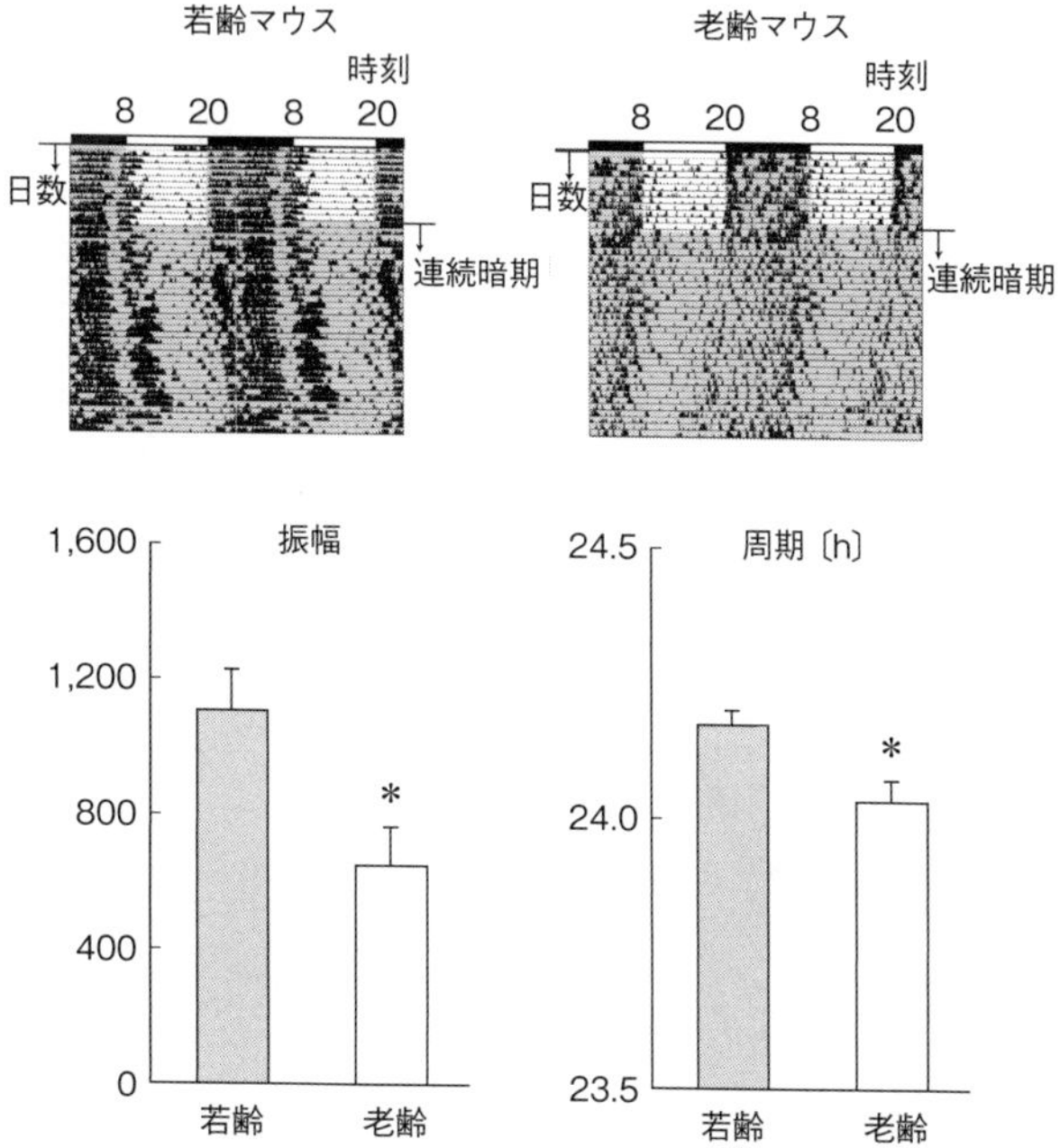

図６-７　若齢・老齢マウスの明暗環境および連続暗期での活動リズム

明暗環境、連続暗期のいずれも、老齢群は活動量が低下していた。黒のドットが行動を示し、横軸は２日分をプロットしている。縦方向は経日を示す。老齢マウスは、連続暗期の活動リズムの振幅が有意に低下した。連続暗期では若齢マウスの縞模様は右側にずれる（周期の延長）が、老齢マウスの縞模様は左側にずれる（周期の短縮）。

Tahara Y（*NPJ Aging and Mechanisms of Disease*, 2017）

脳皮質の*Per1*や*Per2*の時計遺伝子のリズムを、死亡時刻を手がかりに調べた結果、高齢になると*Per1*遺伝子発現が低下し、*Per2*遺伝子発現の位相が前進するということがわかりました。調べた大脳皮質領域は注意、実行、うつに関連する部分なので、これらの機能のリズム性の失調にかかわる可能性があります。

また、メラトニンの分泌リズムは、ヒトの主時計のリズムをより直接的に反映していると考えられるのですが、高齢者ではメラトニン分泌リズムが低下し、位相が前進します。このメラトニン分泌の低下は高齢者が不眠になりがちなこととも関連します。そのため、高齢者の不眠に対して、メラトニン受容体のアゴニスト（受容体に結合して神経伝達物質やホルモンなどと同様の働きをする薬）であるラメルテオンという治療薬を処方します。

主時計と加齢の特徴をまとめると、時計遺伝子の発振機構（約24時間周期の生体リズムのメカニズム）は老化の影響を受けにくい一方で、主時計の出力である行動リズムや神経活動リズムなどは老化の影響を顕著に受けます。光による同調性も、老化によって低下する可能性が示されています。

また、昼夜の明暗環境がしっかりしている状態では主時計の時計機構はより健全であるのですが、北欧の真冬のような恒常暗環境など明暗の手掛かりが弱い状態では、高齢動物ではリズム性を失いやすくなることがわかりました。高齢者は光の同調効果が弱いので、明暗がしっかり変化する環境で生活をしたり、海外旅行などの時差ボケにより注意を払ったりする必要があるでしょう。

末梢時計と加齢

末梢時計は、先に述べたように主時計や脳時計に関する部分以外の脳組織や、さまざまな末梢の臓器を含むため一括して取り扱えない場合もありますが、研究が進んでいるのは肝臓の時計で、以下は肝臓の話が中心になっています。

末梢臓器の時計遺伝子発現リズムについては、加齢によってリズムの振幅は少し低下しますがリズム形成はできています。また、位相については、若齢に比較して老齢動物では2時間程度前進しています（図6－6）。

生体から取り出した組織の観察により類推する方法で明暗環境を変えて実験したところ、老齢の方が若齢より末梢時計の位相変化に対して追いついていく対応が遅くなり、光に同調するのに時間を要しました。また、主時計と末梢時計は、ある位相関係をもって時を刻むのが重要ですが、明暗環境のシフトに対する主時計と末梢時計の反応が、老齢動物では逆方向になることも見られ、光同調に不具合がありました。

類推する方法であるこれらの研究に対して、我々は生きた状態で末梢体内時計を評価するために、マウスで肝臓、腎臓、顎下腺のそれぞれの*Per2*遺伝子リズムをモニターする方法を確立し、それを老化研究に応用しました。

その結果、明暗環境、恒常暗環境いずれにおいても、末梢臓器の時計遺伝子発現リズムは若齢・高齢マウスで類似し、振幅にも差がありませんでした。主時計や脳時計を直接反映する行動リズムは、高齢マウスでは若齢マウスより明暗環境の変化に追いつくことが遅れるという結果だったのですが、末梢臓器に関しては、遺伝子発現リズム位相の前進の度合いに若齢・高齢マウスの差はなかったのです。一方、ストレスや運動による末梢時計の同調は、高齢動物で減弱することがわかりました。また、末梢時計遺伝子が調節する酵素の日内リズムも、高齢動物では減弱することが知られています（図6-6）。

皮膚と老化

また、皮膚については、老化とともに時計遺伝子発現リズムも低下してくることがわかっています。皮膚の時計遺伝子は皮膚の老化や傷の回復などにかかわるので、皮膚の体内時計は非常に重要であると思われます。紫外線照射による皮膚がんの発症などには時間依存性があるのですが、それは夜間に皮膚の細胞分裂がさかんなことがかかわっています。したがって、細胞分裂に対する放射線、紫外線、抗がん剤、有害物質などが作用する影響は、昼に比較して夜の方が大きいと考えられています。

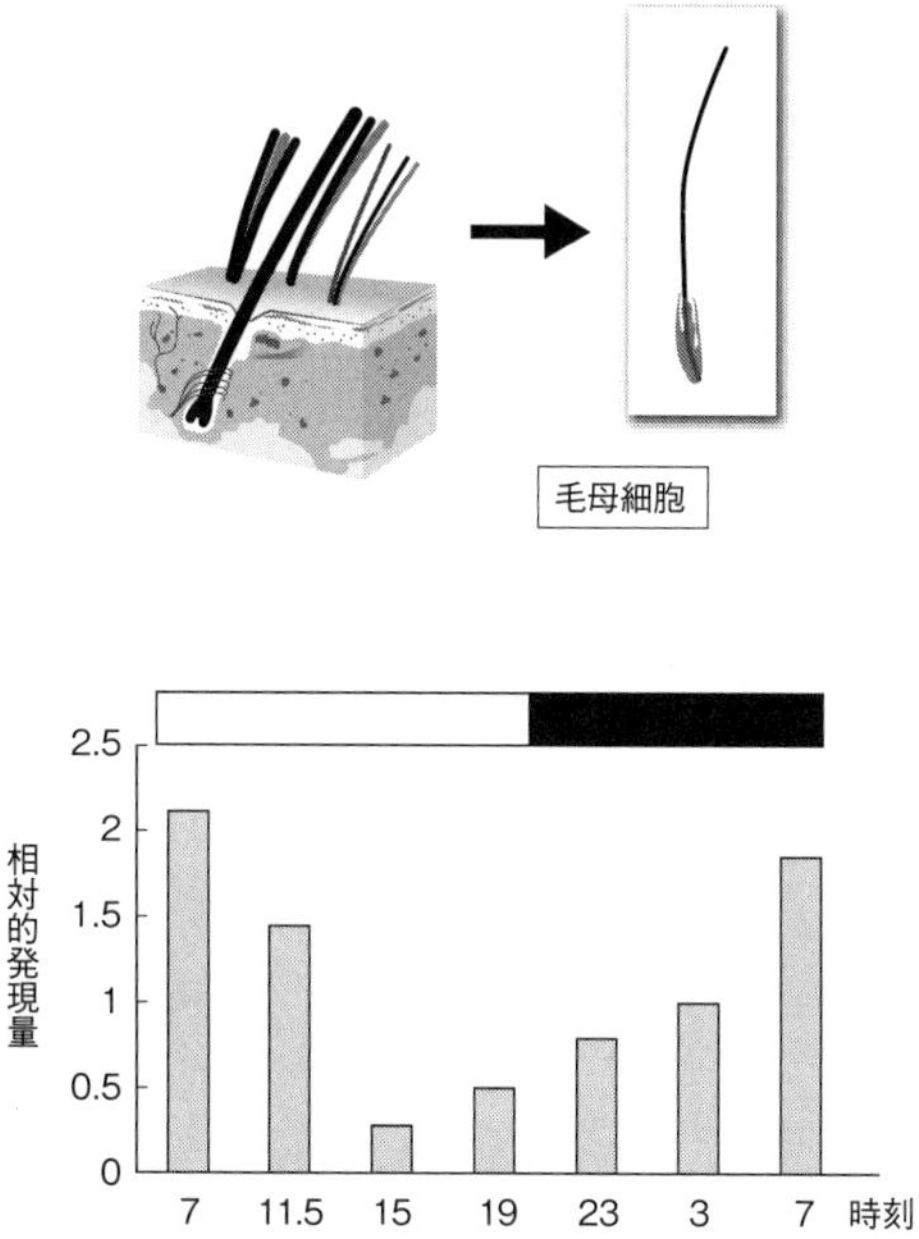

図６-８　髭の毛母細胞から調べた*Per3*の発現量の日内リズム

４時間おきに６ポイントの髭を採取し、それぞれの時刻の*Per3*の量を調べる。15時を最低点とする日内リズムが観察される。

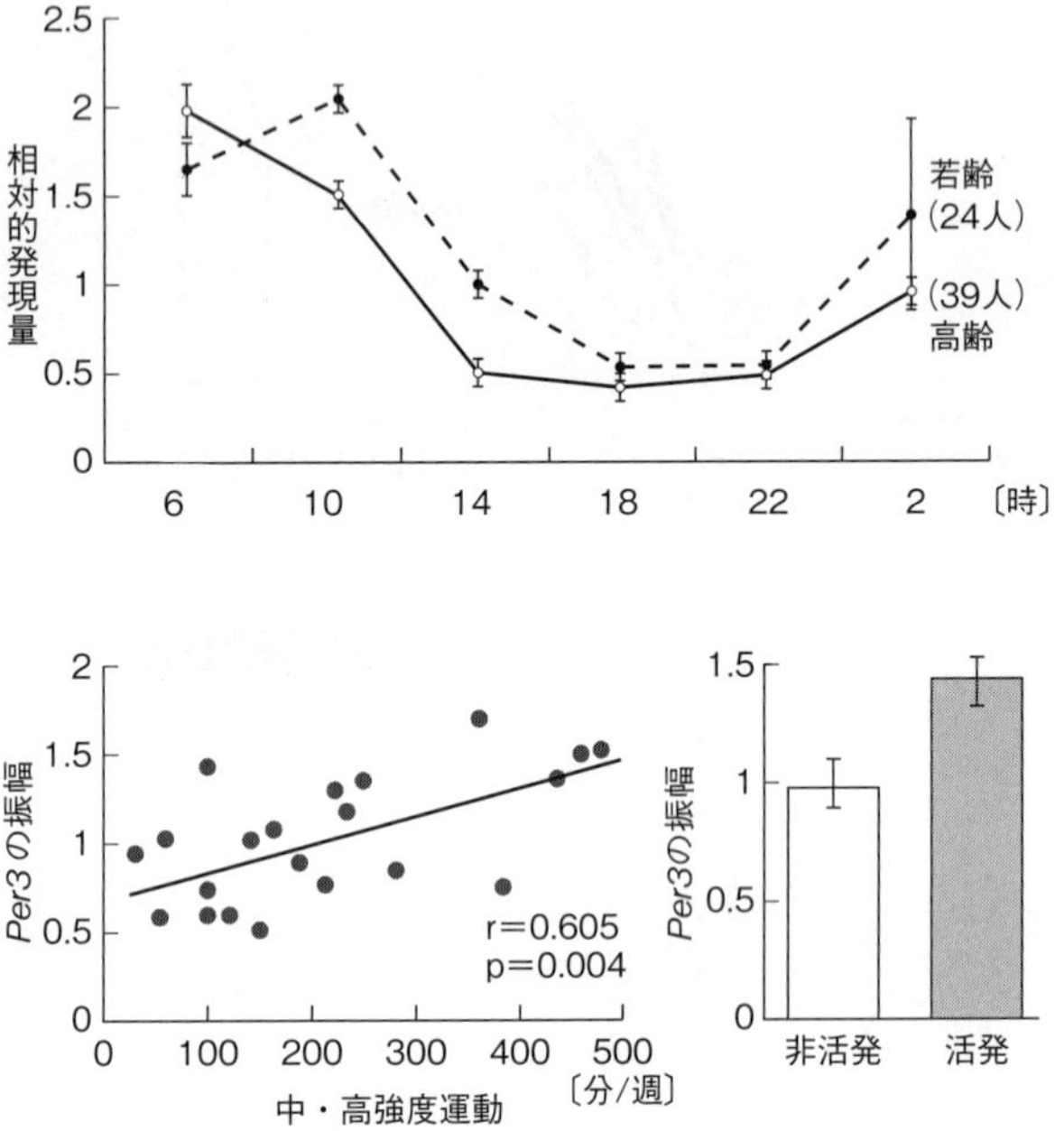

図6-9　若齢者と高齢者の髭の毛母細胞からの*Per3*の発現量。日内リズム、高齢者の運動量や活動量との関係

４時間おきに６ポイントの髭を採取し、それぞれの時刻の*Per3*の発現量を調べる。高齢者のリズムの位相は若齢者のリズムより前進している。高齢者のリズム振幅の大きさと中・高強度運動の量に正の相関関係が見られる。また、活動的な人は非活動的な人より振幅が大きい。

Takahashi Hら（*Scientific Reports*, 2017）

我々は、ヒトの末梢時計に対する老化の影響を調べました。4時間おきに6回髭を抜き、髭の毛母細胞中の時計遺伝子*Per3*の発現を指標としました。図6－8は縦軸に*Per3*の発現量の目安となる指標の相対的な量、横軸に時刻を取ったものですが、明らかなリズムを見出すことができました。

高齢者と若齢者で比較すると、発現リズムの振幅に差はありませんでしたが、位相は前進していました。高齢者は朝型になりやすく早寝早起きなので、それに応じて位相が前進したのかもしれません。また、高齢者でも、中・高強度運動をする人は*Per3*遺伝子発現リズムの振幅が大きいことがわかりました。また、活発に運動する人と、そうでない人、中間の人の3群で比較した研究でも、活発に活動する人の振幅は大きいことがわかりました（図6－9）。

6-5 高齢者と筋肉

朝ごはんと筋肉量

時間栄養学と筋肉の関係についてのマウスの実験を紹介します。明暗環境は同じで、食事を明期に与えるグループと、対照的に暗期に与えるグループを用意して行いました。その結果、食事を夜の遅い時間帯に食べるグループの筋肉を肥大させたモデルマウスで、朝の時間帯に食べるグループに比べて、筋肉が肥大しなくなるという現象が見られました。

さらに、片方の脚にギプスをはめて筋肉を使えない状態にしたマウスでは、ギプスをはめた方の脚では、両グループで筋肉の衰え方に差は見られませんでした。一方、もう片方のギプスをはめず普通に動ける健全な脚の方では、代償性に（動けないほうの脚を補うように）、筋肉の合成がさかんになり筋肉が肥大するという現象が起こりました。ところが、これは朝に食事を摂るグループでの現象で、夜の遅い時間帯に食べるマウスのグループではこの肥大が起こらなかったのです。

これをヒトの生活に当てはめると、明暗環境に従って規則正しく起床して睡眠は取っていても、朝食を食べずに夜の遅くまで食事をしていると、筋肉の肥大が起こりにくくなり、筋肉が衰えやすくなるという意味になります。やはり筋肉の健康のためにも、きちんと朝から食事を摂る必要があり、夜遅めの食事にはならないように気をつけたいものです。

運動時間帯と高齢者の筋肉量

高齢者では、フレイルといわれる虚弱体質が進むことが、寝たきりの状態などとも絡んで問題となっています。フレイルの要因である、筋肉量が減少して働きが低下してくるサルコペニアという状態に注意する必要があります。

筋肉量を維持するためには、運動とタンパク質摂取が欠かせませんが、時間運動と時間栄養はどのようにかかわってくるのでしょうか。一般的には運動で負荷をかけた後にタンパク質やアミノ酸を摂取すると筋肉の肥大が起こりやすいといわれています。また、睡眠時には成長ホルモンが分泌され、筋肉の合成に有利に働くと考えられています。

それを示すマウスの実験を図6－10に紹介します。その結果、リハビリテーション（リハビリ）効果が見られ、夕方よりは朝の方が効果が大きくなりました。なぜ朝の方が効果的であったのかは、筋肉を壊すときに働く*Atrogin*（アトロジン）という時計の制御を受けている遺伝子のためだと思われます。この遺伝子の働きが強い夕方にリハビリ運動をしても効果が弱く、この遺伝子の発現が低い朝方にリハビリをする方が効果が見られたというわけです。

さらに、朝ごはんは長く絶食した後のごはんになるので、食べた栄養が筋肉になりやすく、リハビリの運動と相まって、筋肉の萎縮を抑えているのではないかと考えられます。高齢者はどうしても筋肉量が低下してきますが、この衰えを防ぐには午前中の運動が効果的である可能性が示唆されたのです。

研究が進むフレイルとタンパク質摂取

ヒトを対象にした疫学調査で、フレイルのなりやすさと、タンパク質の摂取状況との関連性を

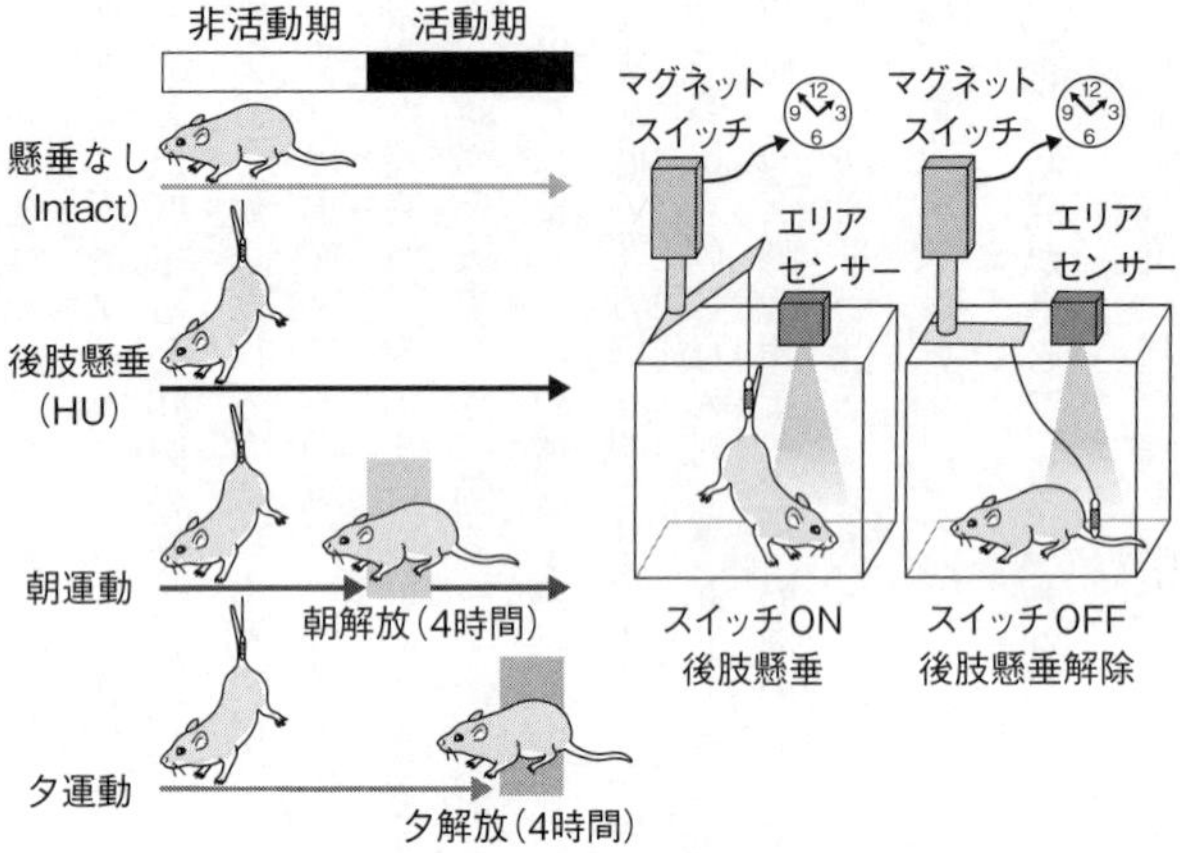

図6-10A　マウスの後肢懸垂による腓腹筋の萎縮に対する、朝もしくは夕の運動効果

マウスの尻尾をつるし、後ろ脚を浮かせると、後ろ脚の筋肉は廃用性萎縮（安静状態が長期にわたって続くことによって起こる、さまざまな心身の機能低下など）を引き起こす。つまり、尻尾をつるしたマウスは、後ろ脚に重力がかからない寝たきりのモデルマウスになる。

２週間つるしたマウスの腓腹筋（ヒトでは、ふくらはぎの一部にあたる）量は70%程度に低下した。そこで、リハビリと称して、毎日、朝方もしくは夕方の４時間、尻尾をつるさない状態にしたところ、マウスは自由に動き回ることができた。夕運動群に比較し朝運動群は有意に予防効果を示した。リハビリを始めて14日後にヒラメ筋量を測定すると、つるす前と同レベルに戻っており、リハビリをしなかったマウスに比較して、有意差があった。

筋萎縮を促す遺伝子の*Atrogin1*は懸垂状態で顕著なリズム性を示した。*Atrogin1*の発現が低い朝のリハビリはより効果的であった。*Atrogin1*の１日全体の変動でも、朝運動は夕運動より有意に低かった。

Aoyama Sら（*Ebio Medicine*, 2018）

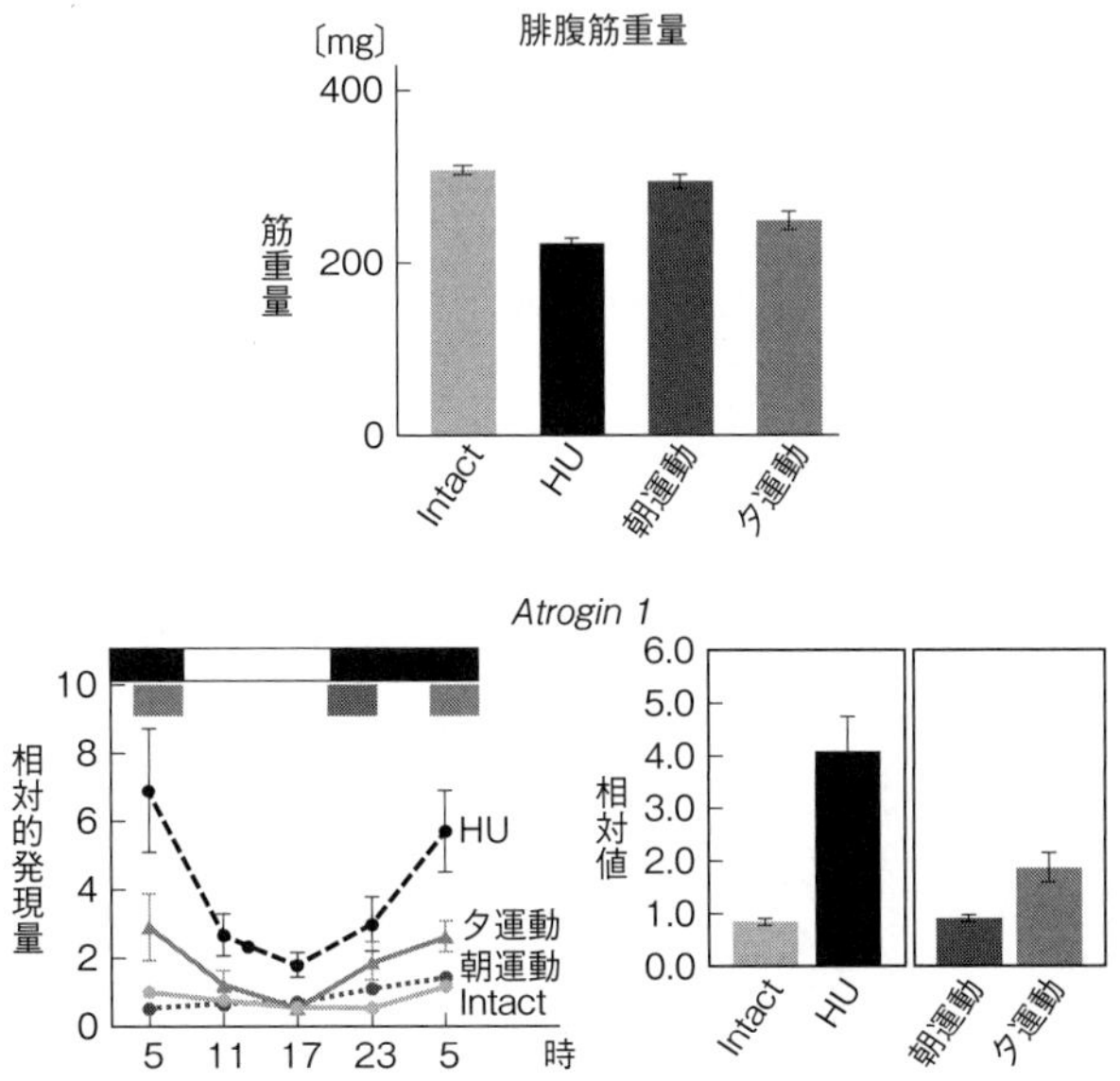

図6-10B

調べた研究を紹介します。フレイルではない群、フレイル予備群、フレイル群に分けて、タンパク質の摂取量を調べたところ、すべての群で体重1kgあたり1・0g摂取しており、3群間に差はありませんでした。一方、朝、昼、夕の食事中のタンパク質を調べたところ、フレイル群は朝のタンパク質摂取が他の群に比較して少ないという結果でした。このことから、タンパク質は摂取量もある程度必要ですが、朝という摂取する時間が重要だということがわかります。

　もう一つ疫学調査を紹介しましょう。日本人の中年から高齢者の、一食当たりタンパク質の摂取量が20g未満の人の割合を調べたものです。すべての年齢層で、朝食では約80％の人が不合格（タンパク質摂取量20g未満）で、とくに女性の摂取が少ないことがわかりました。昼食ではすべての年齢層で50％が不合格で、やはり女性の摂取量が少なく、夕食では不合格の人は10％程度まで減少しました。すなわち、大多数の人は朝食のタンパク質摂取が少なすぎることがわかりました。

次に朝のタンパク質の摂取量の割合で、朝にしっかり摂ることでほぼ均等に食べている人（朝23g、昼24g、夕26g）のグループと、朝少なく極端に夕食に偏った人（朝9g、昼19g、夕43g）のグループ、それぞれ男女別に4グループに分けました。夕食に偏った人は、男女ともに、歩行数が有意に低いことがわかりました。1日のなかで十分な歩行数を確保している人は、朝からしっかりタンパク質を摂取しており、しっかり歩きたい人はそのことを意識することが重要であると考えられます。

我々の研究で、60人規模の高齢者の調査では、朝食にタンパク質を多く摂っている人が20名で、夕食に多く摂っている人は40名いましたが、タンパク質の1日の総摂取量は、両者で差がありませんでした。ところが、筋肉量、握力、サルコペニアの指標のいずれも、朝食にタンパク質を多く摂取している群の方が良い数値でした。

実際、図6－11で1日の総タンパク質量に対する朝食のタンパク質量の割合を横軸に、サルコ

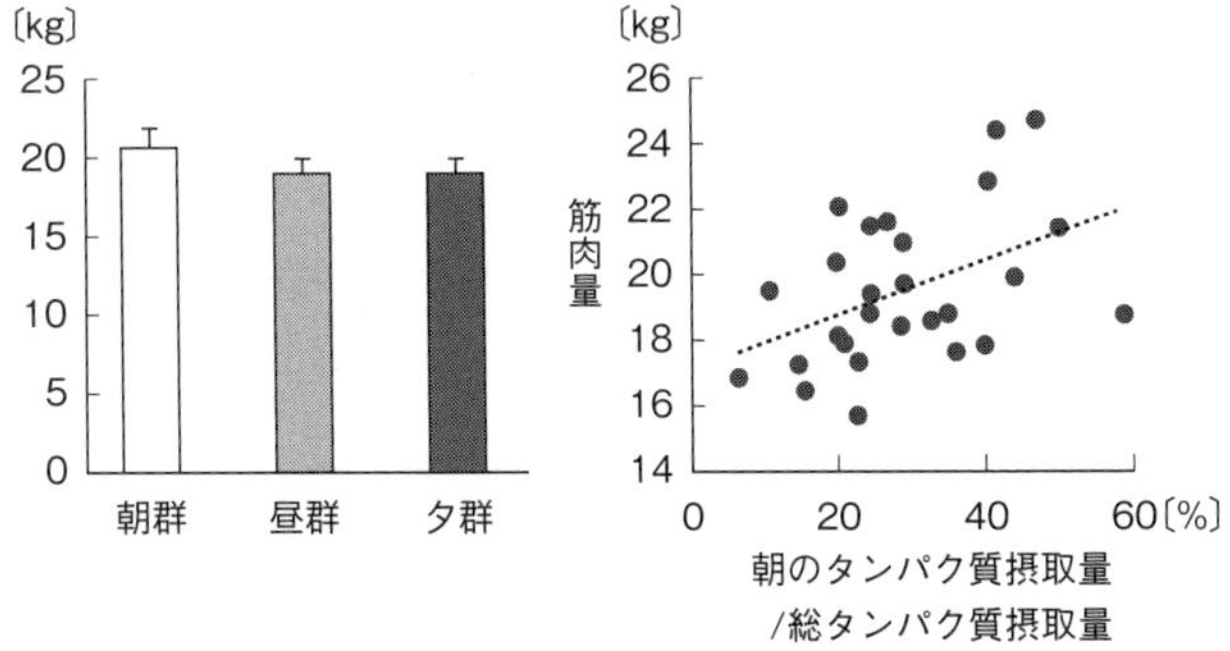

図６-11　朝食のタンパク質摂取量と筋肉量の関係

３食のなかで、一番タンパク質を摂取している食事をそれぞれ、朝、昼、夕群とする。朝群が筋肉量が一番多かった。１日の総タンパク質量に対する朝食のタンパク質量と筋肉量は正の相関を示した。一方、昼や夕の割合では相関性は認められなかった。（右）$r = 0.452, p < 0.05$

Aoyama Sら（*Cell Reports*, 2021）

ペニア指標を縦軸に取ると、正の相関が出ました。すなわち、朝食にタンパク質を多く摂取していると、高齢者特有の骨格筋量の低下を防ぐ可能性が高くなります。

アメリカ合衆国の疫学調査では、幼児から高齢者まで、１日の食事のなかでのタンパク質量の割合を調べたものがあります。朝は10g程度、昼は20g程度で、夕は40g程度という非常にアンバランスに食べている人が多いことがわかりました。

続いて、ヒトを対象とした介入試験が行われました。３食を均等に30gずつ摂るグループと、朝10g、昼20g、夕60g摂るグループとで、筋肉の筋合成能を調べました。その結果、均等に食している群に比較して、夕食だけが多い群は、筋合成が80％程度に低下していました。この結果から、夕食にタンパク質を多く食べても、筋合成には無駄になっていることがわかり、それよりは3食均等に摂った方が良いということが考えられます。

しかしながら、均等ではなく、朝にタンパク質を多めに摂った方が、もっと筋合成に良いかもしれないと我々は考えたのです。そこで、マウスを用いて実験をしました。図6-12は、1日の総タンパク質摂取量を一定にして、比率を「朝が多い」「夕が多い」「均等」の3群に分け、タンパク質が豊富な餌を朝に与えるか、あるいは夕方に与えるかの実験について示したものです。その結果、「夕が多い」に比較して「朝が多い」の方が、筋肉の肥大率が大きくなったのです。

また、ロイシン、イソロイシン、バリンといった、筋肉の肥大にかかわるアミノ酸を朝に与えると、夕に与えたときと比較して、有意に筋肉の肥大が起こりました。これらの差が生じる理由は不明ですが、「朝が多い」群では夕方の低タンパク質と長時間の絶食によって筋肉の分解が起こりやすい状態になるのではないかといわれています。その状態で朝に高タンパク質食を摂ると、筋分解から一気に筋合成や筋細胞への分化へと筋肉の状態が急速に変化するのではないかと考えています。

さらに、ホエイタンパク質（乳清）という牛乳に含まれているタンパク質を、朝食前に摂取すると、朝食による高血糖を防ぐことができ、インスリンの過剰分泌も抑えられることがわかっています。また、一般的に朝食のタンパク質不足が解消できる可能性があります。

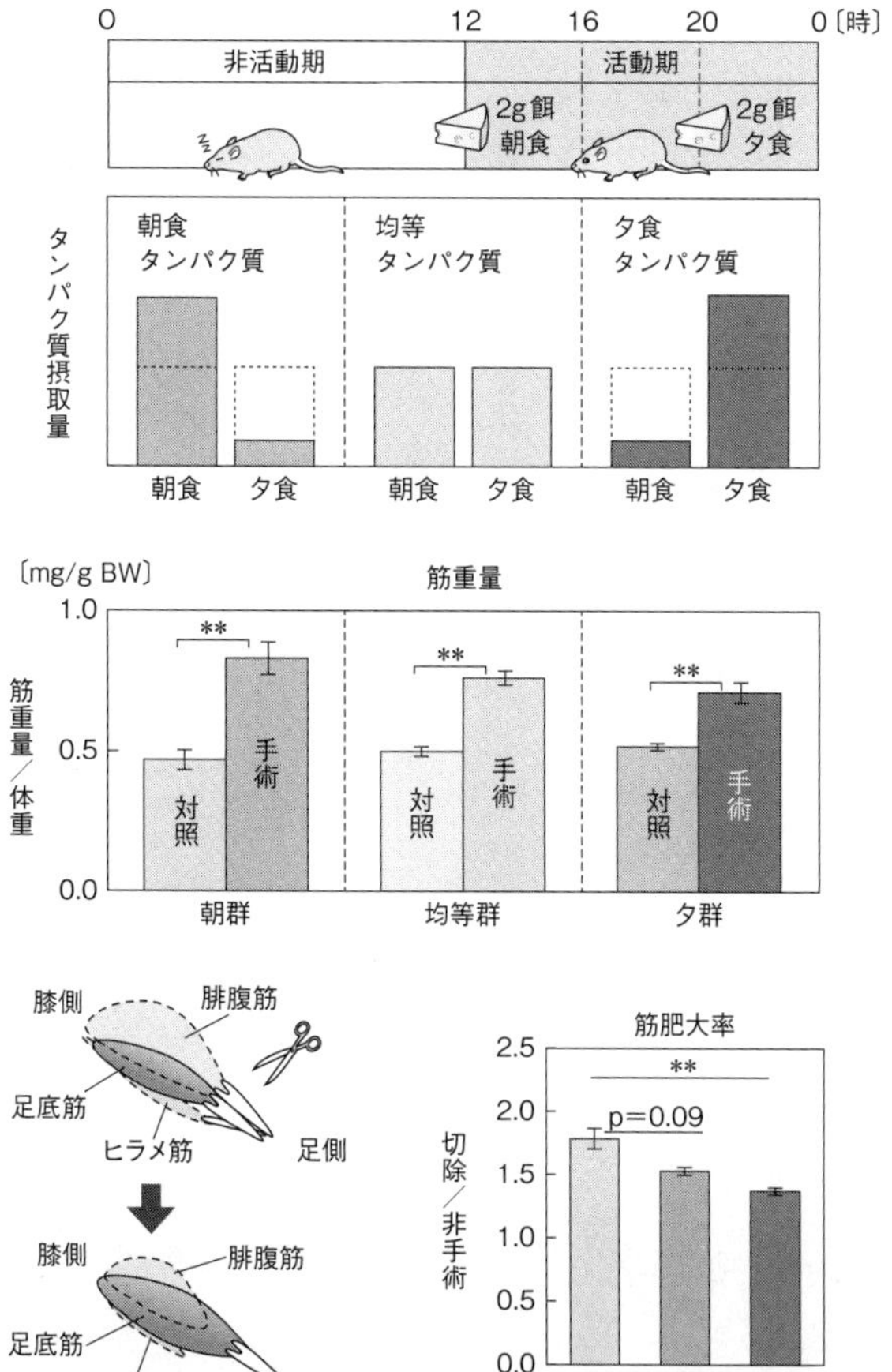

図6-12　タンパク質を多く摂る時間帯による代償性筋肥大の相違

１日の総タンパク質摂取量は一定にし、比率を「朝が多い」（朝は20%で、夕は６%)、「夕が多い」（朝は６%で、夕は20%)、「均等」（朝・夕ともに13%）の３群とした。マウスのアキレス腱は、切除すると代償的に足底筋が増大することがわかっている。そこで、片方の足のアキレス腱を切除し、手術していない方の足底筋の大きさを基準にしながら、切除した方の足底筋の大きさを肥大率で表した。

それぞれの代償性筋肥大は、朝群、均等群、夕群の順番に強く起こった。対照の足は偽手術とし、肥大率を算出すると、朝群が一番肥大していた。

Aoyama Sら（*Cell Reports*, 2021)

テストステロンなどの男性ホルモンには筋肉増大作用があることはよく知られていますが、男性ホルモンの分泌にはリズムがあり、朝が一番高いことがわかっています。朝にタンパク質を摂取することの効果との同化作用が期待でき、ますます朝のタンパク質摂取が重要であると考えられます。女性でも少しは男性ホルモンを有していますので、同様に朝のタンパク質摂取は有効かもしれません。

6-6 骨粗鬆症と時間栄養学

薬をのむ時間

次に、骨粗鬆症について考えてみましょう。高齢になるほど、また女性に関しては閉経後に、骨粗鬆症になるリスクが高まることが知られています。

骨量の維持には、ミネラルが吸着し骨を作る造骨作用（骨形成）と、逆にミネラルが流出し骨を壊す破骨作用（骨吸収）が平衡することが重要です。この働きは体内時計の支配下にあり、昼間は破骨作用が主に働き、夜は逆に造骨作用が主体になります。骨は血中のカルシウムイオンの供給臓器であり、昼間は筋肉や神経などが活発に働いているので、骨からのカルシウムイオンの供給が大事で、逆に夜は体の成長や修復にかかわるので、造骨作用がさかんになることも納得できます。

第7章の時間薬理学でも触れますが、骨粗鬆症の薬では、このような骨のリズムと薬の作用によって、服用に適した時間帯が考えられています。

たとえばビスホスホネート製剤は、服用する時間が朝でも夕方でも作用に差がないことが知られていますが、ラロキシフェンという薬は、朝服用すると、血管内皮細胞などに存在するタンパク質に作用して、血液が凝固しやすい状態になるという副作用があるため、夕方の服用が望ましいとされています。もともと、血液凝固は朝に起こりやすいので、心筋梗塞や脳梗塞など血管が詰まる病気は、朝が魔の時間になっていることが知られています。

また、カルシウムイオンの吸収に重要である活性型ビタミンDに関しては、朝服用すると高カルシウム血症を起こす副作用の問題がある一方で、夕方に服用すると副甲状腺ホルモンが減り血中のカルシウム値は低下し、骨量増加が見られることから、夕方に服用する方が適していると考えられます。

カルシウム塩《えん》（塩化カルシウムや硫酸カルシウム、炭酸カルシウムなど、カルシウムイオン（Ca^{2+}）が含まれる塩）の投与に関する研究で、カルシウム塩を夕方に投与すると骨吸収の血液マーカーが低くなるが、朝投与すると見られなかったというものもあります。

これらのことから、骨粗鬆症の治療にかかわる薬物は、夕方に投与する方がいいものが多そうです。

骨には食物繊維も重要

次に時間栄養学的な視点で考えてみましょう。カルシウムイオンが豊富な牛乳あるいはビタミンDが強化されている牛乳は夕方に飲むと、骨量の増大が期待できるのですが、夜に乳脂肪を摂りすぎると肥満の原因になりますので、遅い時間に飲むなら脱脂乳が良いかもしれません。

一方で、朝食ではタンパク質摂取量が不足している人が多いので、タンパク質の供給源として牛乳の摂取を、特に高齢者にはすすめたいと思います。

我々がマウスの実験でカルシウムイオンの吸収を調べたところ、朝より夕方の方が吸収率が高いことがわかりました。さらにイヌリンという水溶性食物繊維を同時に摂った場合、カルシウムイオンの吸収は、夕方に摂取した方がより強く促進されることがわかりました。

イヌリンのカルシウムイオンの吸収には2つのメカニズムが考えられています。一つは、水溶性食物繊維であるイヌリンから短鎖脂肪酸が作られ、カルシウムイオンと組み合わされた状態になり、吸収されやすくなります（図6－13）。もう一つは、タイトジャンクションといって、細胞同士を接着するタンパク質で構成されるしくみがあり、異物などを腸壁から血管側へ移行するのを

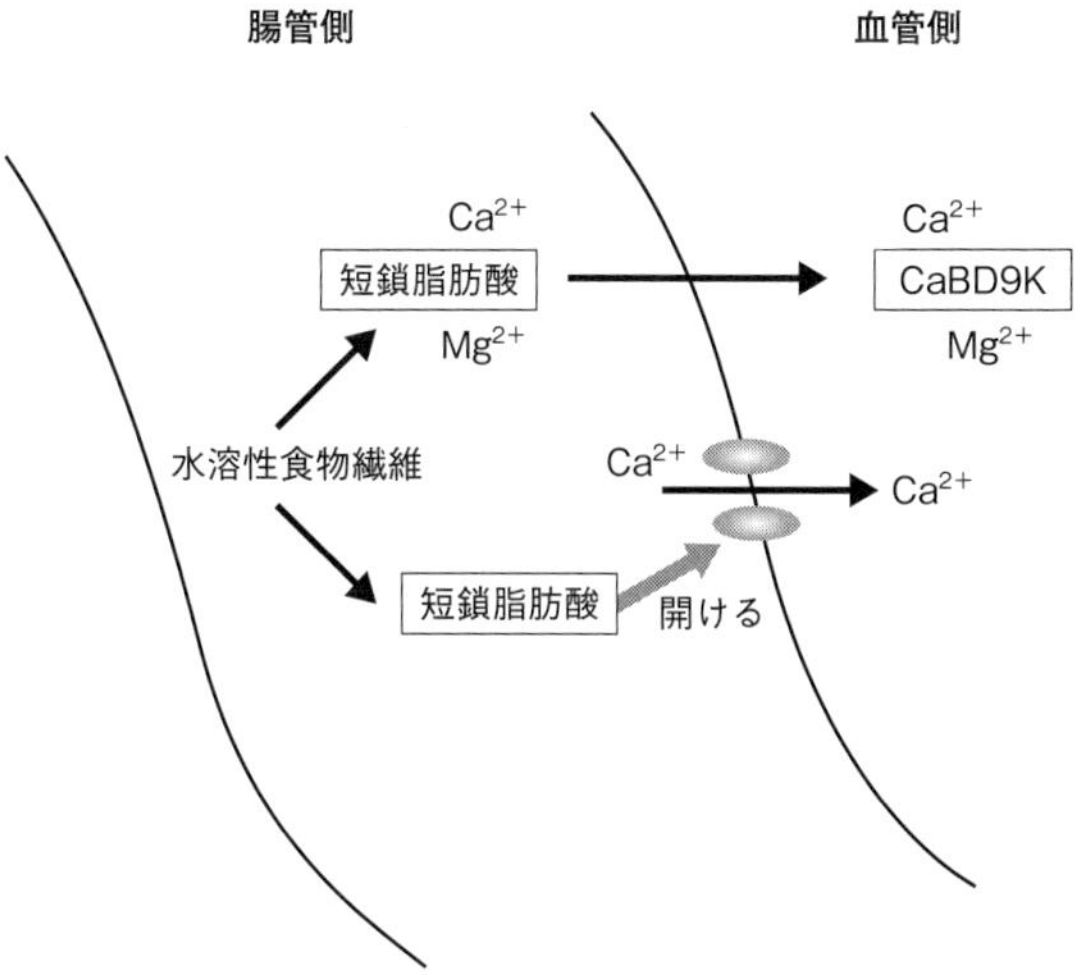

図6-13　カルシウムイオンの吸収メカニズム
水溶性食物繊維から短鎖脂肪酸と塩を形成し吸収促進が起こる。また、短鎖脂肪酸、特に酪酸がバリアを開け、そこを通してカルシウムイオンの流入が起こる。

止める役割に関係するメカニズムです。イヌリンはこのタイトジャンクションの働きを止めて、カルシウムイオンの流入を促進させるのですが、タイトジャンクションの遺伝子発現も夕方が低いとわかったので、よりカルシウムイオンの吸収が起こったと考えられます（図6－13）。

次に、納豆について考えてみましょう。納豆にはイソフラボン類が含まれており、女性ホルモン様の作用を有することが知られています。また、第2章で述べたように夕方に摂取することが望ましく、骨形成に必要なビタミンKも豊富に含まれていることからも夕方に摂取する方が良い可能性が高そうです。

さらに納豆にはナットウキナーゼという酵素が豊富に含まれています。ナットウキナーゼは、繊維素を分解する働きがあり、血栓を分解するタンパク質のプラスミンと同様の作用が報告されています。午前中に梗塞系の疾患が多発すると述べましたが、そういったことの予防にもなり得ます。つまり、夜に納豆を摂取すると明け方の血栓症を予防できる可能性が指摘できるのです。一方で、納豆は豊富なタンパク質を含有しているので、朝にタンパク質摂取量が少ない人の筋肉量の維持にはおすすめの食材であると思われます。朝摂取の意味も夜摂取の意味もそれぞれにありそうです。

6-7 高齢者の睡眠

睡眠には薬より光!?

高年齢になると、入眠や睡眠維持が困難になったり、早朝覚醒が起こったりなど、さまざまな問題点が出てきます。そこで、睡眠薬を服用するようになることが多いのですが、高齢者の習慣的な睡眠薬の服用は、認知症の悪化や睡眠薬の離脱現象（禁断症状）といった問題も指摘されて

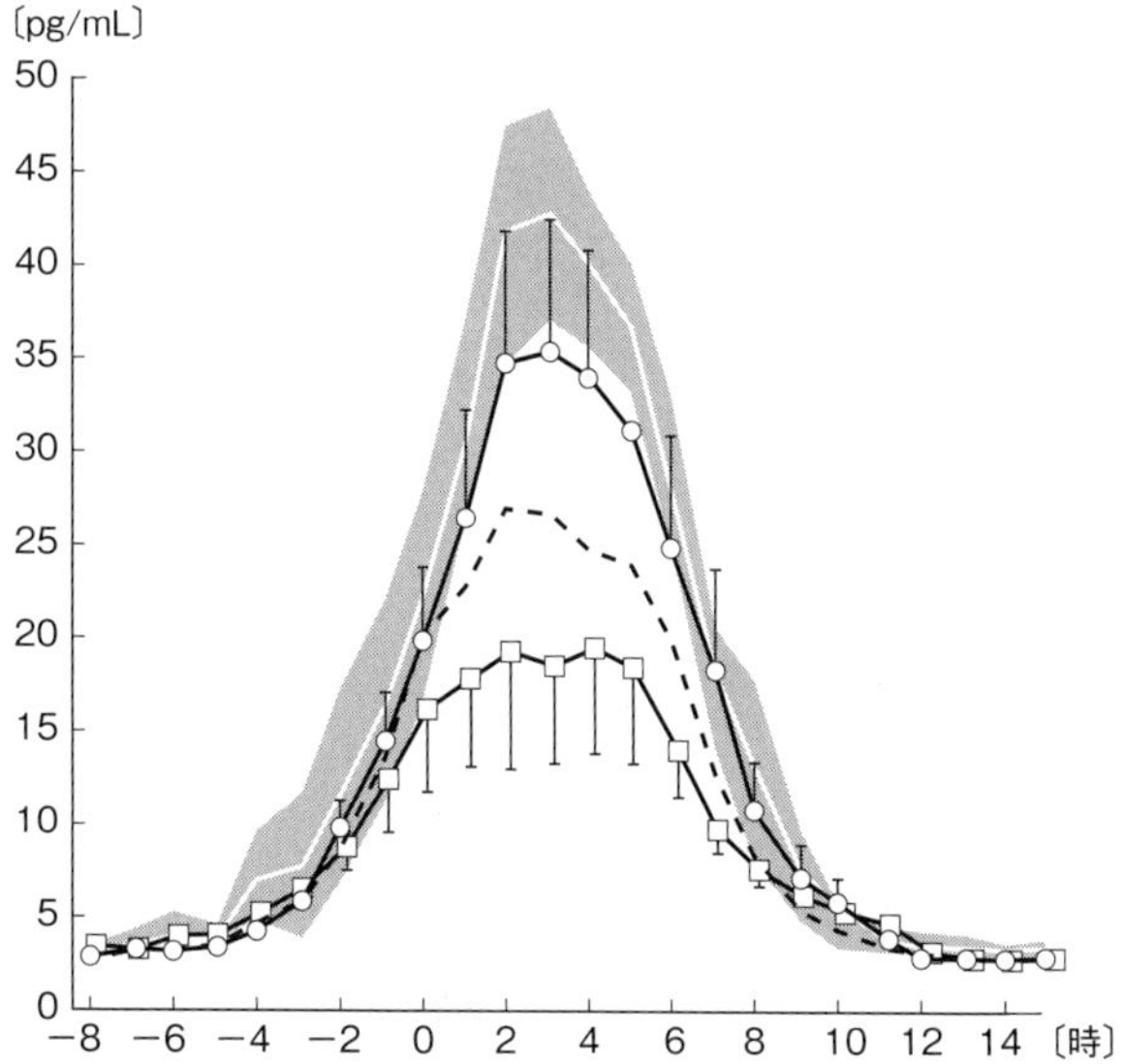

図６-14　不眠症の高齢者のメラトニン分泌低下と昼間の光照射による改善効果

不眠症の高齢者で光照射前（□）と、照射後（○）のメラトニン分泌量。破線は不眠症のない高齢者。白線と網掛けは若齢者の平均のメラトニン分泌量と標準誤差範囲を示す。不眠症の高齢者でも光照射で若齢者レベルのメラトニン分泌が期待できる。

Diminished Melatonin Secretion in the Elderly Caused by Insufficient Environmental Illumination（K. Mishima, M. Okawa, T. Shimizu, Y. Hishikawa, *The Journal of Clinical Endocrinology & Metabolism*, Volume 86, Issue 1, 1 January 2001, Pages 129-134, https://doi.org/10.1210/jcem.86.1.7097）

います。

図6-14に、不眠の高齢者、健康な高齢者、不眠であるが光照射で治療を行った高齢者で、これらの人々のメラトニン血中濃度を比べた三島和夫らによる研究の結果を示します。不眠で悩む高齢者が一番メラトニン濃度が低く、光照射を行った高齢者のメラトニン分泌量は健康な高齢者よりも高く、若齢者と同じレベルになりました。つまり光療法はメラトニン分泌に有効な手段なのです。

また、別のデータで、健康な高齢者と認知症の高齢者のメラトニンの血中濃度を調べた研究結果（Mishima, 1999）があります。これによると、健康な高齢者はメラトニン分泌のピークが午前0時に来ることが明確にわかるのですが、認知症の高齢者ではメラトニンの分泌リズムに振幅の幅があまりなく、どこがピークなのか定かではありません。三島らは、メラトニンの分泌機能の低下ではなく、光照射を受ける時間が少なくなるからであろうと考えています。したがって高齢者の不眠対策としては、生活習慣を見直し、朝から昼間にかけて、野外に出たり、窓ぎわで過ごしたりして、十分量の光を浴びることが重要ではないかと考えます。

睡眠に朝のアミノ酸

次に、時間栄養学的な視点で、睡眠効果が指摘されている機能性表示食品について考えてみましょう。大きく3種類、アミノ酸類、ポリフェノール類、乳酸菌類に分けることができます。

まず、１つ目の睡眠との関係について第2章でも触れたアミノ酸類の、グリシン、テアニン、ＧＡＢＡ、Ｌ‐セリン、オルニチン、トリプトファンを取り上げたいと思います。

このなかで一番売れているといわれるのが、グリシンを含む機能性表示食品です。グリシンは脳の視交叉上核の受容体に作用し、体表面の血流を増加させ、深部体温を低下させることにより、睡眠をもたらすといわれています。したがって速やかに深睡眠をもたらし、結果的に睡眠の質を向上させることになります。

緑茶の甘味成分の、玉露に多く含まれているテアニンは、ＧＡＢＡというリラックス作用がある伝達物質を増加させ、全体としては抗ストレス作用があることが報告されています。

睡眠の質を改善する機能性表示食品として開発されているＧＡＢＡは、そのメカニズムについてはよくわかっていませんが、おそらくＧＡＢＡには末梢の交感神経を抑制する作用があるので抗ストレス作用として働き、結果的に睡眠を促進させているという可能性も考えられます。

第2章で述べたように、大豆や大豆加工品などに含まれるＬ‐セリンは、光によるメラトニン分泌の位相調節効果を促進させ、シジミなどに含まれるオルニチンは、メラトニン分泌の位相を遅らせる作用があるので、睡眠の質の向上や快眠効果が期待されます。このことから、両者は睡眠と体内時計のいずれにも効果があるアミノ酸であると思われます。

実際には、L－セリンは海外旅行の時差合わせやシフトワークでの位相合わせのために、オルニチンは高齢者で超朝型の人などに、使える可能性が考えられます。

ネムノキの皮の部分の粉末は、起床時の目覚め感を良くすることで知られています。同時に、マウスの実験では末梢時計の位相を動かす作用があることが確認されており、L－セリンやオルニチンと似た作用がある可能性が考えられています。

大豆製品や乳製品などに多く含まれているトリプトファンは、朝に摂食し、その後日中に明るい部屋で過ごすと、夜間のメラトニン量が増大するので、結果的に睡眠を促進させます。つまり、朝食でトリプトファンを含むタンパク質の多い食事をしっかり摂り、昼間は野外で活動的に過ごすと、良い眠りを得ることができるというわけです。

緑茶はいつ飲むか

ところで、緑茶には、前述したテアニン、カテキン類、カフェインが含まれていますが、それぞれについて、緑茶の時間栄養学的効用について考えてみましょう。

朝はカフェインが覚醒作用をもたらすことが知られています。夕方はテアニンがリラックス効果をもたらし、かつ、カテキン類は血糖値スパイクの抑制効果が期待できます。ただ、カフェインは覚醒作用という副作用をもたらすので、睡眠のことを考えると夕方より遅めの時間には、市販品にもあるデカフェ茶をおすすめしたいと思います。

睡眠とポリフェノール、乳酸菌

睡眠効果が指摘されている機能性表示食品の2つ目、ポリフェノール類については、クチナシの果実に含まれるクロセチンという色素成分や、サフランの香りの主成分であるサフラナールなどが注目されています。それらの成分は、栗きんとんやパエリアなどの料理に使われていますが、活動期（ヒトの昼間に相当）の眠気を軽減させ、意欲を維持させる効能が報告されています。

また、3つ目の乳酸菌類は睡眠の質を向上させ、すっきりした目覚め感をもたらし、起床時の疲労感や眠気を軽減させる効果が機能性表示されています。そのメカニズムは、乳酸菌が消化管の迷走神経の求心路を活性化し、副腎皮質ホルモンの分泌を低下させ、腸管上皮細胞のストレスをやわらげることで知られているセロトニン分泌を促進させ、自律神経に影響を与えるためではないかと考えられています。

睡眠にかかわる3種類の成分に加えて、さらに最近話題になっている機能性表示食品、清酒酵母を紹介しましょう。清酒酵母GSP6は、アデノシン受容体（覚醒をもたらすカフェインはこの受容体の拮抗作用があるといわれます）を活性化することで、生体において深い睡眠（ノンレム睡眠）を誘導することが確認されました。GSP6は腸でアデノシン受容体を活性化し、その結果分泌されたセロトニンが迷走神経に作用し、脳内の睡眠中枢を活性化して深い睡眠を誘導するというメカニズムがあると考えられています。

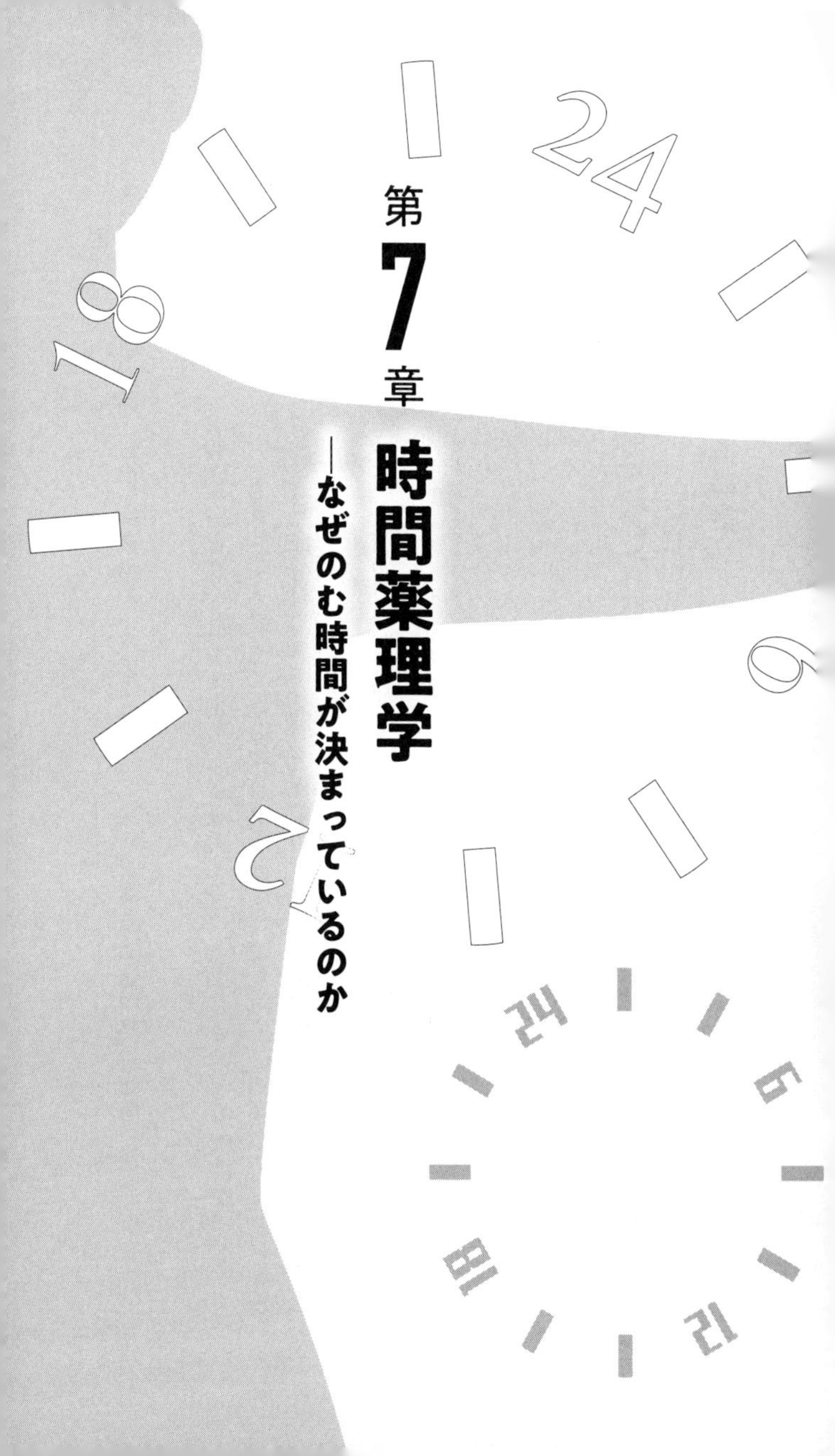

第7章 時間薬理学

——なぜのむ時間が決まっているのか

薬理学とは、薬の効くしくみを明らかにする学問であり、薬の開発や薬の臨床使用で役立つ学問でもあります。

そもそも機能性表示食品成分は化学物質であり、医薬品も化学物質であり、生体との相互作用という視点では、食品成分も薬物も連続して取り扱う必要があるでしょう。もちろん薬物は薬機法という法律で決められ、食品成分はトクホ（特定保健用食品）や機能性表示食品としての取り決めがあります。

薬の処方では、ほとんどの医薬品の摂取時刻が決められ、1日1回の朝処方や、1日3回の朝・昼・夕の分割処方などがあります。血圧が高いといっても、早朝に高血圧になるタイプや、一般的に血圧が低下する夜間の時間帯でも高血圧が続くタイプなど、いろいろとバリエーションがあります。そうなると、早朝高血圧の人は朝服用しても間に合わないかもしれないし、夜間に高血圧の人が朝に降圧剤を飲んでも効果が弱いかもしれません。そこで、時間栄養学にも通じる、時間薬理学について考えていきましょう。理解を深めたい方は、巻末の参考図書で紹介した『時間治療学』『時間薬理学による最新の治療戦略』なども参考にしてください。

7-1 薬と体内時計

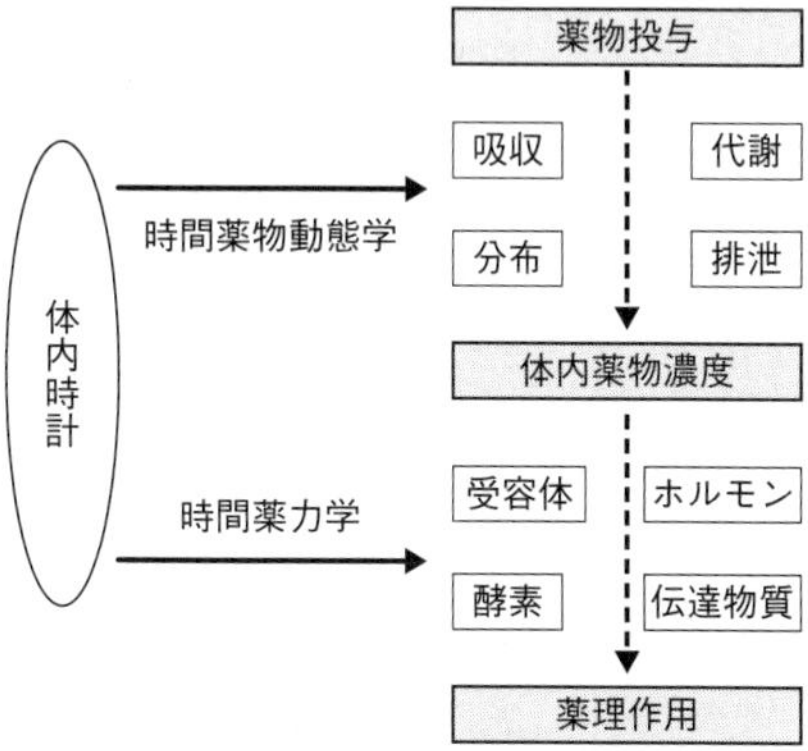

図7-1　時間薬理学の考え方
薬物動態学の視点と、薬力学の視点のいずれも体内時計の関与が知られている。

薬理学という学問は、薬物動態学と薬力学から成り立っているので、まずはそれぞれの視点で解説したいと思います（図7－1）。大雑把に違いを説明すると、薬物動態学は生体に投与した薬物が体内の環境でどのように動いていくのか、またその解析方法を研究する学問で、薬力学は実際に薬が効いているしくみ（薬理作用）を研究する学問です。

薬は体内の環境でどう動いていくか

まずは薬物動態学の視点からです。薬物動態（ADME）は薬の運命といわれるもので、図7－1にも示したように、生体に投与された薬物が、吸収（absorption）されて、血液中に入り、生体内に分布（distribution）し、肝臓などで代謝（metabolism）され、尿中などに排泄

(excretion) されるという過程です。

一般的な内服薬について考えてみましょう。口から入った薬は胃を通過し、小腸で吸収され、門脈を通して肝臓に運ばれて代謝され、代謝物や代謝を免れた薬物は全身の血液中に分布します。血液中ではアルブミンというタンパク質と結合し、結合を免れた部分のみが標的臓器をはじめ全身の臓器に行きわたり、薬の効果を発揮します。それと同時に、アルブミンと結合していない薬物は、肝臓で代謝され、腎臓から排泄されます。

1 吸収が高くなる時間

腸からの薬の吸収、分布、代謝、排泄には日内リズムがあるため、薬効は服用時刻によって左右されることになるわけです。小腸の蠕動運動や血流は、夜間より活動している昼間に高いということは想像しやすいかと思います。したがって、薬物の吸収も昼間が高くなってきます。

また、肝臓で作られる胆汁は、脂肪の消化吸収を助ける働きがあります。長く絶食したあとの朝は、胆汁分泌がさかんになります。そのため、脂溶性の薬物は夕方より朝方に服用した方が吸収が良いということになります。

2 肝臓と腎臓での代謝リズム

次に肝臓での薬物代謝について考えてみましょう。代謝のリズムは、肝臓での血流量リズムと、薬物代謝酵素の活性のリズムに依存することがわかっています。

肝臓の血流量は早朝に最大になり、その後減少し、夕方に最小になります。たとえば肝臓などで働くコルチゾールというホルモンのある代謝酵素の活性は、ヒトでは夕方に亢進していると考えられています。この酵素は医薬品の半数以上の代謝に関与するので、夕方に高くなるリズム性が時刻による薬の効果の違いにつながりますので、注意をする必要があるでしょう。

3　分布と結合性リズム

分布に関しては、薬物で、アルブミンなどの血中タンパク質との結合率に、リズム性を示すものがあります。具体的には、抗てんかん薬のバルプロ酸のタンパク結合率は、午前2時から午前8時にかけて最小であるのに対して、他の抗てんかん薬のカルバマゼピンのタンパク結合率は午後2時から午後8時にかけて最小となります。すなわちタンパク結合率が最小である時刻には、フリーとなった薬物が組織へと移行する量が大きくなり、作用が強く出る可能性があるのです。

4　排泄リズム

薬物あるいはその代謝産物は、尿中もしくは胆汁中に排泄されます。薬物の尿中への排泄は、腎臓の糸球体というところでろ過されるというしくみが重要ですが、もう一つのメカニズムとしては尿細管へ直接分泌され、尿中へと流れていくしくみもあります。

腎臓への血流は昼間に高いことがわかっており、そのため糸球体でのろ過率も夜間より昼間に亢進しています。一方、尿細管への分泌は夜間の方が高くなります。このようにどちらの機構で排泄されるかにより、尿中への排泄リズムが決まります。我々は、マウスの実験で、高濃度の食塩水を夕方に投与すると、朝方に投与する場合と比べて尿への排泄が遅くなることを見出しています。

ところで、胆のうでの胆汁への薬物の排泄リズムはよくわかっていないのですが、夜間は絶食状態にあるため、食事中の脂質成分分解のために分泌される胆汁は、朝が一番多く溜まっています。そもそも胆汁の働きは、水に溶けにくい脂質を包み込むようにして親水性があるように働き掛け、脂肪分解酵素の働きを助けます。したがって、食事中に胆汁が十分に放出されないと消化不良になりますが、胆汁が十分にある朝食時には、少し脂っこいものを食べても大丈夫でしょう。

体内時計が薬の効果に及ぼす作用

次に薬力学の視点から解説します。多くの薬物というのは、生体の受容体や酵素の働きに影響を与えたり、伝達物質やホルモンの産生・分泌に作用したりします（図7-1）。その作用が時間と関連する例を２つほど紹介します。

潰瘍治療薬のラニチジンを24時間連続投与する実験において、昼と夜で血中濃度に差がないにもかかわらず、ラニチジンに対する組織の感受性は昼間の方が高かったという報告があります。

また、コレステロール合成酵素であるHMG-CoA還元酵素の活性は夕方から夜間にかけて高いので、この酵素を阻害し血中コレステロールを低下させるスタチン系薬物は、夜間に摂取するのが良いと考えられます。

ほんの一例をあげただけですが、薬の作用は体内時計との関連と切り離すことができないものです。こういった薬力学、そして前述の薬物動態学の視点から、リズム性があることがわかり、この２つの要因を考えたうえで、実際に薬物を服用する時間を決める必要があるのです。

7-2　高血圧、花粉症、高コレステロール……。さまざまな治療薬の効果的な時間

高血圧薬は遅い時間に？

血圧は、朝低く昼間から夕方に高くなり、睡眠中は低下するという、明らかな日内リズムを刻みます。ところが高血圧患者ではそのリズムが違ってきます。

血圧の日内リズムには大きく分けて3種類のタイプが知られています。血圧が正常な人であれば、夜間の血圧は昼間に比較して10～20％低下し、起床時には急激に血圧が上昇します（ディッピング型）。一方、高血圧患者では夜間の血圧の低下に異常があり、昼間に比較して10％以下しか低下しない（ノンディッピング型）場合、あるいは夜間に逆に血圧が上昇する（ライザー型）場合があります。

後者の2つのタイプの人は、高血圧による臓器障害（脳卒中、心不全、腎不全）の発症リスクがディッピング型より高いことがわかっています。そこで、高血圧治療では夜間の血圧をコントロールすることが重要となります。

降圧薬を朝に投与した場合と夕に投与した場合とで、心血管障害の発症割合を調べた研究があります。結果は、発症の危険率が、夕に投与した場合は、朝に投与した場合の0・39倍の低下が見られました。つまり時間治療の有用性が認められたということになります。特に早朝に高血圧になる人は、夕食後や就寝前に降圧薬を服用することがすすめられます。

気管支喘息

気管支喘息の発作は明け方に多いことが、よく知られています。その理由は、早朝時に交感神経の働きが弱く、副交感神経が優位の状態にあり、気管支が収縮しやすいからです。

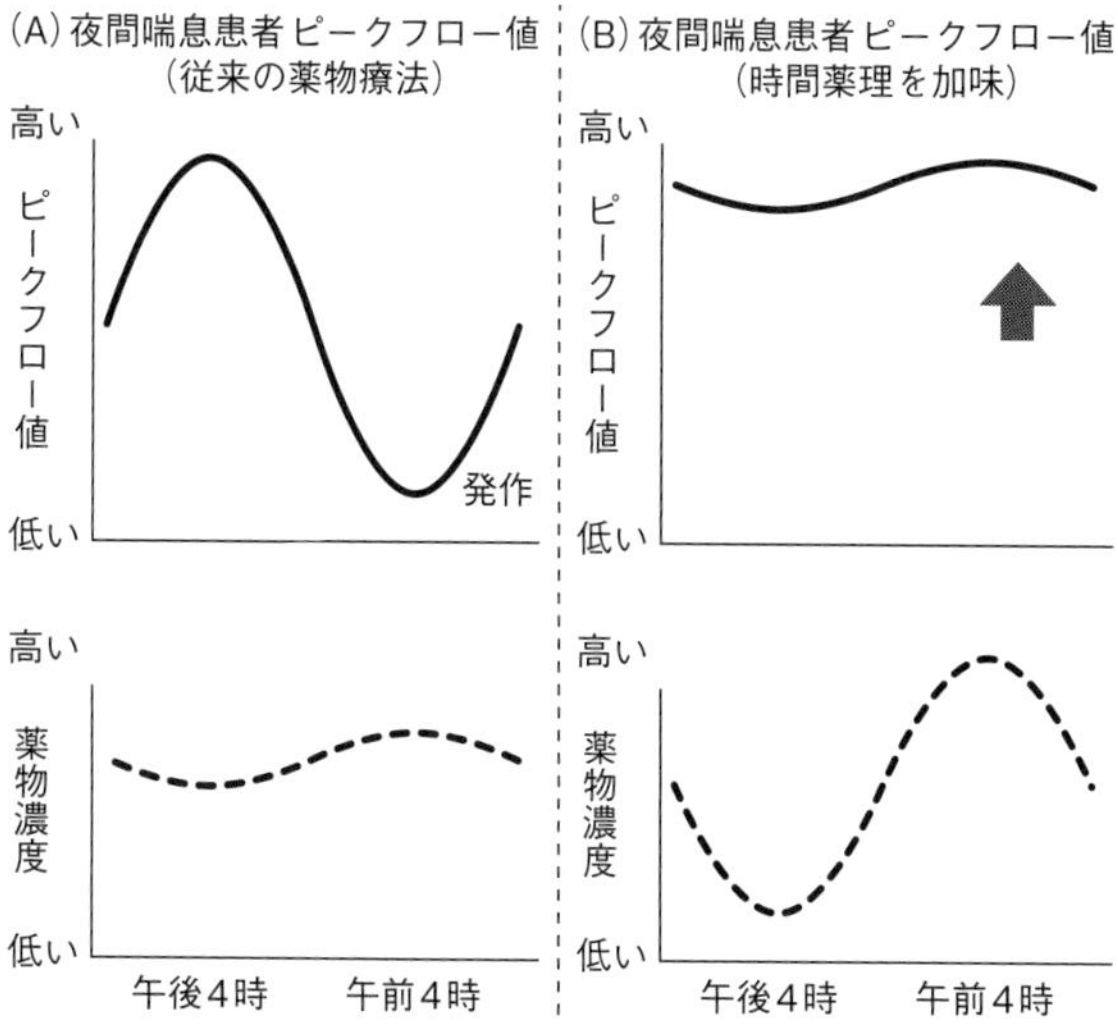

図7-2　従来の喘息の薬物療法（A）と、時間薬理を加味した薬物療法（B）
測定により喘息の予兆がわかり、昼から夕方は高く、早朝は低い。
大戸茂弘『時間薬理学による最新の治療戦略』（医薬ジャーナル社、2013年）

ストレスホルモンの一つともいわれるコルチゾールには抗炎症作用があるのですが、昼間に分泌がさかんになり、早朝は低い状態です。また、交感神経が支配しているノルアドレナリンやアドレナリンには気管支拡張作用がありますが、早朝の分泌量は低い状態です。逆に気管支収縮作用が強い副交感神経は、早朝に活発であり、また炎症性サイトカインの分泌も朝に高くなります。このような理由から、喘息の発作は朝方に起こりやすいのです。

セルフマネジメントで気管支の炎症状態を知る方法に、ピークフローを測定する方法があります。ピークフローとは、力いっぱい息をはき出したときの息の速さ（速度）の最大値のこと。したがって、喘息の前兆のようなときはこれが低下します。ところで、このピークフロー値は日内変動することがよく知られており、昼間は高く、早朝に最低値を示します（図7－2A）。したがって、早朝に喘息発作が起こりやすくなります。

そこで、喘息の薬として使われている気管支拡張薬であるテオフィリンでは、製剤技術により、内服後の血中濃度が10～12時間後に最大になるように工夫されているのです。したがって、夕食後に服用すれば、早朝の喘息発作を予防することができます。

つまり、図7－2Aのように従来の薬物治療では発作時刻に薬物が十分量にならず発作を止められませんでしたが、時間薬理治療で発作の時刻に十分量の薬物が確保できれば（図7－2B）、発作を予防できるのです。そのような意味でも、喘息の患者は、常にピークフロー値の日内変動を知っておく必要があります。

花粉症

毎年多くの人が悩まされる花粉症ですが、これに関しては、症状が出る時間帯のピークが2つあると考えられています。大きなピークとして早朝、その後夕方に小さなピークが来るというパターンです。その理由について解説しましょう。

アレルギーは、反応が起こるメカニズムの違いにより、Ⅰ型～Ⅳ型に分類されます（違う分類の仕方もあります）。Ⅰ型アレルギー反応は、前項の喘息も含め、花粉症やアトピー性皮膚炎、食物のアレルギーなど比較的身近なアレルギー反応が多いのですが、そのしくみを簡単に述べます。このアレルギー反応は、花粉といったアレルゲンが体に入るとIgEという抗体が大量に作り出され、再びアレルゲンが体内に入ることでIgE抗体が反応し、マスト細胞などからヒスタミンといった化学伝達物質が放出され、症状が出るというわけです。

IgE刺激に対するマスト細胞からのヒスタミン分泌などの作用は、日中より夜の方が強いことが知られています。そのことが一つの要因となって、スギ花粉症などで見られるモーニングアタックという、朝起きがけのひどいくしゃみや鼻水の症状が出ると考えられています。

我々はマウスを使った実験で、マスト細胞の時計遺伝子を変異させ、アレルギー反応を調べてみました。その結果、日内変動が消失したことから、マスト細胞の体内時計がⅠ型アレルギーの日内変動にかかわっていることがわかりました。

ヒトにおいても、スギ花粉症患者におけるスギ抗原への反応に日内変動があることがわかっています。スギ花粉症患者に行った調査で、スギ花粉を用いてIgE抗体を刺激し、7時と19時に血液を採取し、好塩基球の活性化を調べる試験が行われました。この好塩基球活性試験では、19時に採取した血液に比較して、7時に採取した方が活性化反応が強いという結果が得られました。以上のことから、朝にアレルギー症状の大きなピークが来るしくみがおわかりになると思います。

ところで夕方に小さなピークがあるのは、おそらくスギ花粉の飛散が昼間に多く、その結果アレルギー反応が夕方に高まった可能性が考えられます。したがって、花粉症の薬の一つである抗ヒスタミン薬は、朝に作用することが効果的だと思われます。そのため、時間薬理学の視点では、抗ヒスタミン薬は、朝のアレルギー反応を抑える目的で、夕食や就寝前の摂取タイプが広く処方されています。

消化性潰瘍

胃や十二指腸の消化性潰瘍は、胃酸により粘膜が障害されることで起こる場合も多く、その場合の薬剤は胃酸分泌抑制薬となります。胃酸分泌には明瞭な日内リズムがあり、昼間は少なく、夜間に多いことが知られています。そのため、潰瘍は夜作られるともいわれています。したがって、消化性潰瘍を治療するためには夜間の胃液分泌を抑制する必要があります。

胃酸分泌抑制薬による胃酸分泌抑制効果と潰瘍治癒効果の関連を調べた研究によると、治癒効果の約80％は夜間の胃酸分泌抑制効果によるもので、一方、約12％は昼間の胃酸分泌抑制効果によるものと説明できるという結果が得られています。

このように夜がカギになるので、潰瘍の治療薬の一つである、ヒスタミン受容体のＨ２拮抗薬という、胃酸分泌を抑制する効果が強い薬では、1日1回服用する場合、薬の夜間の血中濃度を維持するために、就寝前処方が行われています。

高コレステロール血症

血管の内側の壁にあたる内皮細胞に、コレステロールが蓄積すると、動脈硬化が進み、高血圧のみならず、脳梗塞や心筋梗塞の危険因子となります。コレステロールは大きく2つに分けて、善玉コレステロールであるＨＤＬと、悪玉コレステロールのＬＤＬがあることは、健康診断の結果などでおなじみでしょう。望ましいのは、ＨＤＬが多めで、動脈硬化の危険因子であるＬＤＬが少なめであることもよく知られています。高コレステロール血症は、食生活や生活リズムの乱れから起こることが多いのですが、遺伝的になりやすい人もいます。

治療薬としては、体内でコレステロールを合成する経路を遮断することが重要で、その経路の律速段階にあるHMG-CoA還元酵素の働きを低下させ、血中コレステロール濃度を下げる、HMG-CoA還元酵素阻害薬というものが使われています。

前節でも述べたように、このHMG-CoA還元酵素は、時計遺伝子の支配下にあり、そのコレステロール合成能は昼間に低く夜間に高くなるという日内リズムとなっています。この酵素の阻害薬は、日本の製薬会社が世界で初めて開発しました。その後さまざまな薬が開発されていますが、

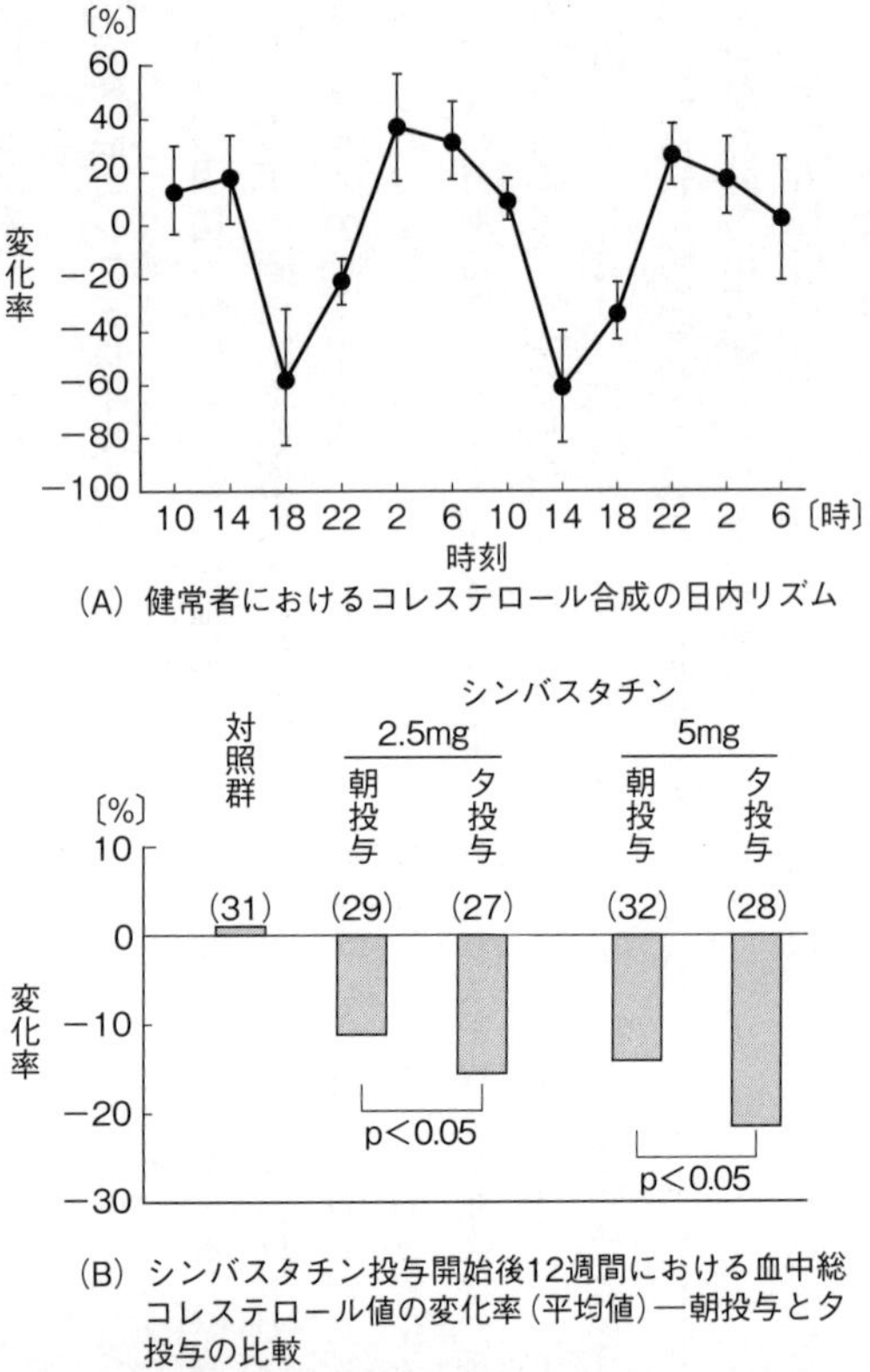

(B) シンバスタチン投与開始後12週間における血中総コレステロール値の変化率（平均値）—朝投与と夕投与の比較

図7-3　コレステロール合成の日内リズムと、コレステロール合成阻害薬の朝と夕投与による違い

コレステロール合成は夜間に高くなる。それに呼応して、朝投与より夕投与により血中コレステロール値が低下する。

藤村昭夫『時間治療学』（日本医事新報社、2014年）を改変

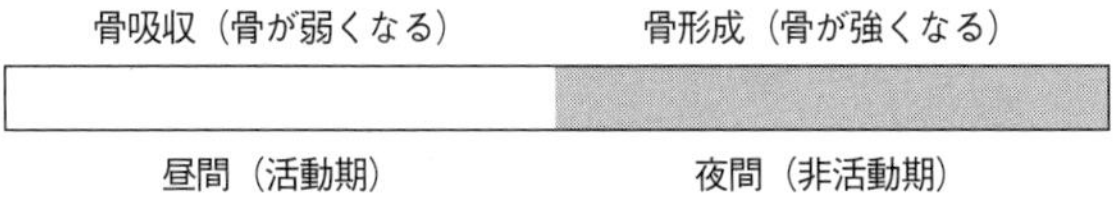

(1) ビスホスホネート製剤（朝、夕の差なし）
骨組織へのカルシウム取り込み、破骨細胞阻害による骨吸収阻止

(2) ラロキシフェン（夕が良い）
エストロゲンアゴニストで破骨細胞阻害による骨吸収阻止。
朝投与でPAI-1の上昇で血液凝固。したがって夕投与が良い

(3) 活性型ビタミンD3（夕が良い）
朝投与で高カルシウム血症。
夕投与で副甲状腺ホルモン低下と骨量増加

(4) カルシウム（夕が良い）
1gの夕投与で骨吸収のバイオマーカー低下。朝投与は不変

図7-4　骨代謝と体内時計の関係と、骨粗鬆症治療薬の時間薬理学的視点

多くの治療薬が夕方処方に向いている。
藤村昭夫『時間治療学』（日本医事新報社、2014年）

よく処方されるシンバスタチンやフルバスタチンという薬では、朝に投与した場合より夕に投与した場合の方が、血中コレステロール低下作用は強いということがわかっています。夜間に高くなるコレステロール合成を抑えるのに効果的であると考えられ、夕方処方が取り入れられたのです（図7－3）。

骨粗鬆症

骨粗鬆症は、第6章でも触れたように、骨吸収と骨形成のバランスが、骨吸収側に偏ることで、骨がもろくなる病気です。原因としては、高齢による骨形成の低下、特に女性の閉経後の骨吸収の進行、ビタミンD不足やカルシウムの摂取不足などがあり

ます。

体内時計がかかわっており、昼間は骨吸収がさかんで夜間は骨形成がさかんになりますが、時間薬理の視点で、代表的な薬剤について述べます（図7-4）。

第6章で述べたことをおさらいすると、ビスホスホネート製剤は、骨吸収を抑え、骨へのカルシウム移行を促進し、昼夜の差はないと報告されていますが、ラロキシフェンという女性ホルモン様作用を有する薬は、副作用の観点から夕方処方が推奨されています。ビタミンD製剤も副作用軽減の理由から、夕方処方が推奨されています。カルシウム製剤は、食材からカルシウムを摂ることを考えれば時間栄養にもかかわりますが、夕方処方が良いとされています。

これらのことから、骨粗鬆症治療薬は夕方の服用が良いものが多く、カルシウム食材も夕食やその前後で摂る方が骨形成には良いと思われます。

飲み忘れをなくす

薬の主効果を最大限に引き出し、かつ副作用を軽減するために、時間薬理の考え方は理にかなった処方につながります。しかしながら実際の臨床現場ではいろいろと問題点も指摘されています。

たとえば抗がん剤は、細胞分裂周期のタイミングによって作用が変わってくるタイプがあるのですが、ある抗がん剤はそのタイミングが夜になり、夜の処方が効果的になります。ところが夜間の場合、看護が手薄になる時間帯のため、実際の実施は難しくなってしまいます。

また、前項の高コレステロール血症に使用するHMG-CoA還元酵素阻害薬は、夕方処方が一般的と述べましたが、最近は朝処方の薬が出てきたのです。その理由は、1日1回の摂取で血中濃度が1日中維持されるものができたからです。それなら夕方1回の処方でも良いように思えますが、なぜ朝の処方なのでしょうか。

これは、服薬コンプライアンスと呼ばれる服薬管理の問題となります。服薬コンプライアンスとは、患者に、薬剤の規定に基づき医師の処方どおりに服薬してもらうことをいいます。特に高齢者は薬の飲み忘れが多く、服薬コンプライアンスがよくないことが指摘されているのです。

そこで、一般的に朝と夕の服薬では、朝の方が飲み忘れは少ない傾向があることがわかっていますので、多くのHMG-CoA還元酵素阻害薬を朝処方にしているのです。時間薬理の考え方とまったく反対の処方となることもあるわけです。先に述べた潰瘍治療薬のH2拮抗薬では、本来は夜間の潰瘍発生を抑えるための就寝前の服薬だったのですが、処方薬でなく一般医薬品として処方箋なしで手に入るタイプのH2拮抗薬も出てきました。それには服薬時間の明記がなく、いつでも飲んで良いとされていることから、飲み忘れを防止することに力点を置いているということがわかります。また、前述の、花粉症に使う抗ヒスタミン薬なども長時間作用型が開発され、飲み忘れを防ぐために朝処方をしたりします。

確かに薬は服用して初めて効力を発揮するものであり、時間薬理の有効性をいくら論じたところで、飲み忘れられては意味がなくなります。同じ薬でも、静脈内投与や皮膚貼付で全身性に作用させる薬物などは、経口投与の薬より体内時計の影響を受けにくいと思われます。さまざまな視点から薬を効果的に使うことを考えていかなくてはなりません。

第8章 時間運動学

―朝の運動と夕の運動で脂肪の燃え方が違う!?

ここまで述べてきた、体内時計と栄養・食生活との相互作用を考える「時間栄養学」に加え、体内時計と運動・スポーツとの相互作用を考える「時間運動学」に関する知見についても、注目を浴びています。これまでのスポーツ科学では、運動形式や運動強度などに重点が置かれていました。今はそれだけでなく、一日のなかで運動する時間が体にどのような変化をもたらすかを解明する「時間運動学」によって、人々の健康維持・改善を目指すために「いつ」運動するかを示していくことが重要になっているのです。

時間運動学は、時間栄養学と同様に2つの側面から考えることができます。運動による体内時計の変化またはリセットに影響を及ぼす調節作用と、体内の概日リズムを利用した効果的な運動のタイミングです（図8－1）。この章では、その両面から運動について解説していきます。

8-1 体内時計と運動の関係

運動効果は朝夕で変わるのか

運動は、健康の維持・増進だけでなく、肥満予防にも有効であることは誰もが認識していることです。特に定期的に運動をすることにより、エネルギー消費量を増加させ、肥満や糖尿病など

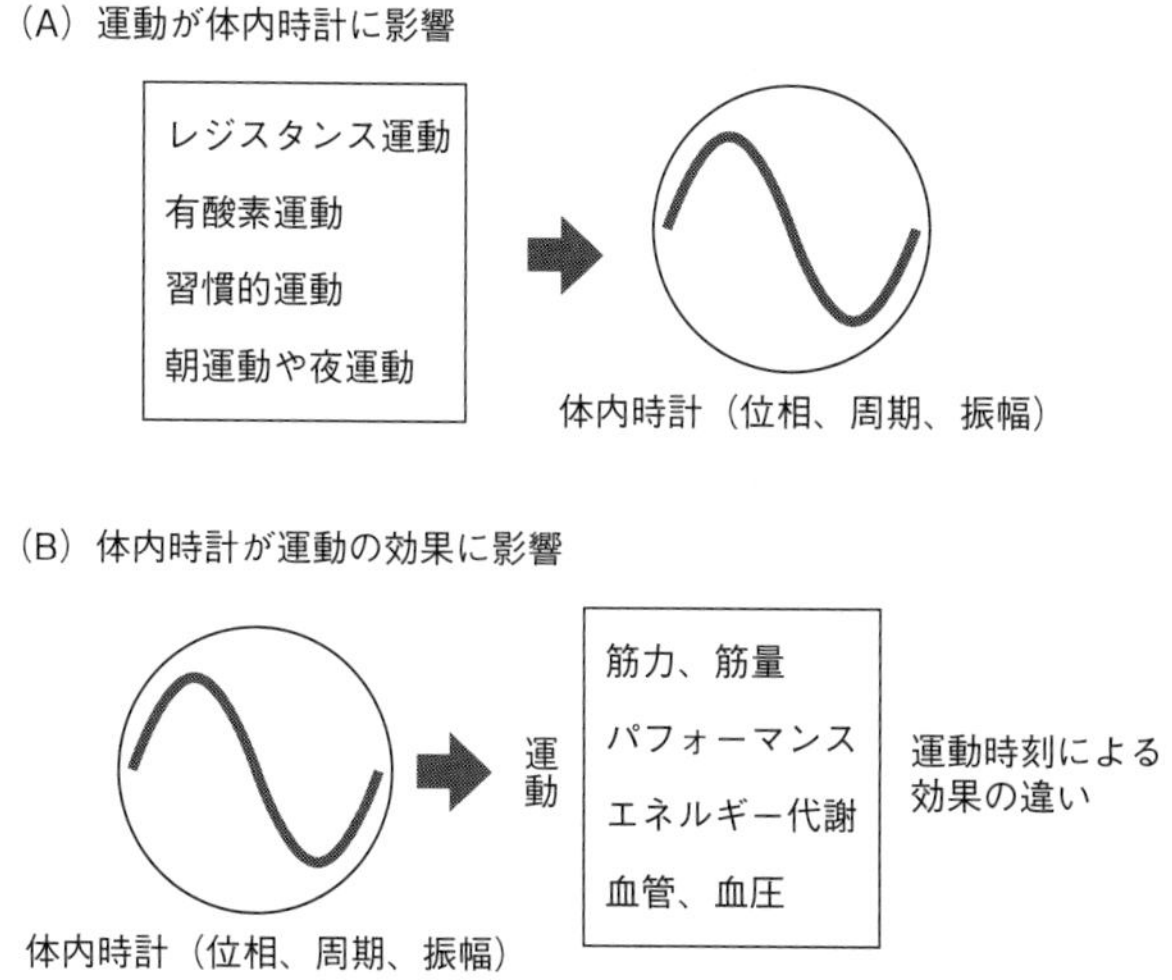

図8-1　運動が体内時計に影響を与え、体内時計が運動の効果の時刻を制御

の生活習慣病の予防・改善につながります。

健康意識が高まるなか、有効な運動ガイドラインが示され、推奨される運動量や運動継続時間などが、一般の人も把握しやすい状況になっています。しかしながら、運動タイミングに関する言及はほとんどなされていません。その理由の一つとして、運動のタイミングにおける生体に与える影響について、十分な検討がされていないことがあげられます。

一方、時間運動学の研究においては、さまざまなことがわかってきています。代謝に関連する体内の物質、たとえば神経伝達物質であるカテコラミンや、ストレスホルモンといわれるコルチゾールなどの量は、日内変動を示すことがわかっています。そのなかには、エネルギー代謝に重要な役割を果たすものが含まれています。

これらの物質は、運動すると反応して血中濃度が増加し、脂質代謝を亢進する働きもあるエネルギー代謝に影響を与えます。特に、運動タイミングが朝か夕かによって、運動に反応して増えるカテコラミンの量が異なることが示されました。すなわち、朝方と比較すると夕方の方が、運動に対する応答が大きくなることがわかったのです。このことからも運動タイミングによるエネルギー代謝への効果は、異なる可能性があると考えられます。

運動のタイミングで体内時計が変わる

マウスやハムスターを用いた実験では、非活動期（ヒトの夜間に相当）に無理に運動をさせると、その時刻に体内時計の針が遅れて固定（同調）される（ヒトでいうと、夜に活動して朝寝るような、時刻の感覚が後ろにずれる）ことがよく知られていました。このとき、脳のセロトニン神経というところが活発化して同調が起こっていると考えられます。というのは、その脳のセロトニン神経を壊した状態で同様の実験を行うと、同調は起こらないのです。

マウスが喜んでする輪回し運動と無理に走らせるトレッドミル運動とで、同調の様子を比較する実験を行うと、トレッドミル運動の方が体内時計を同調させやすいという結果となりました（図

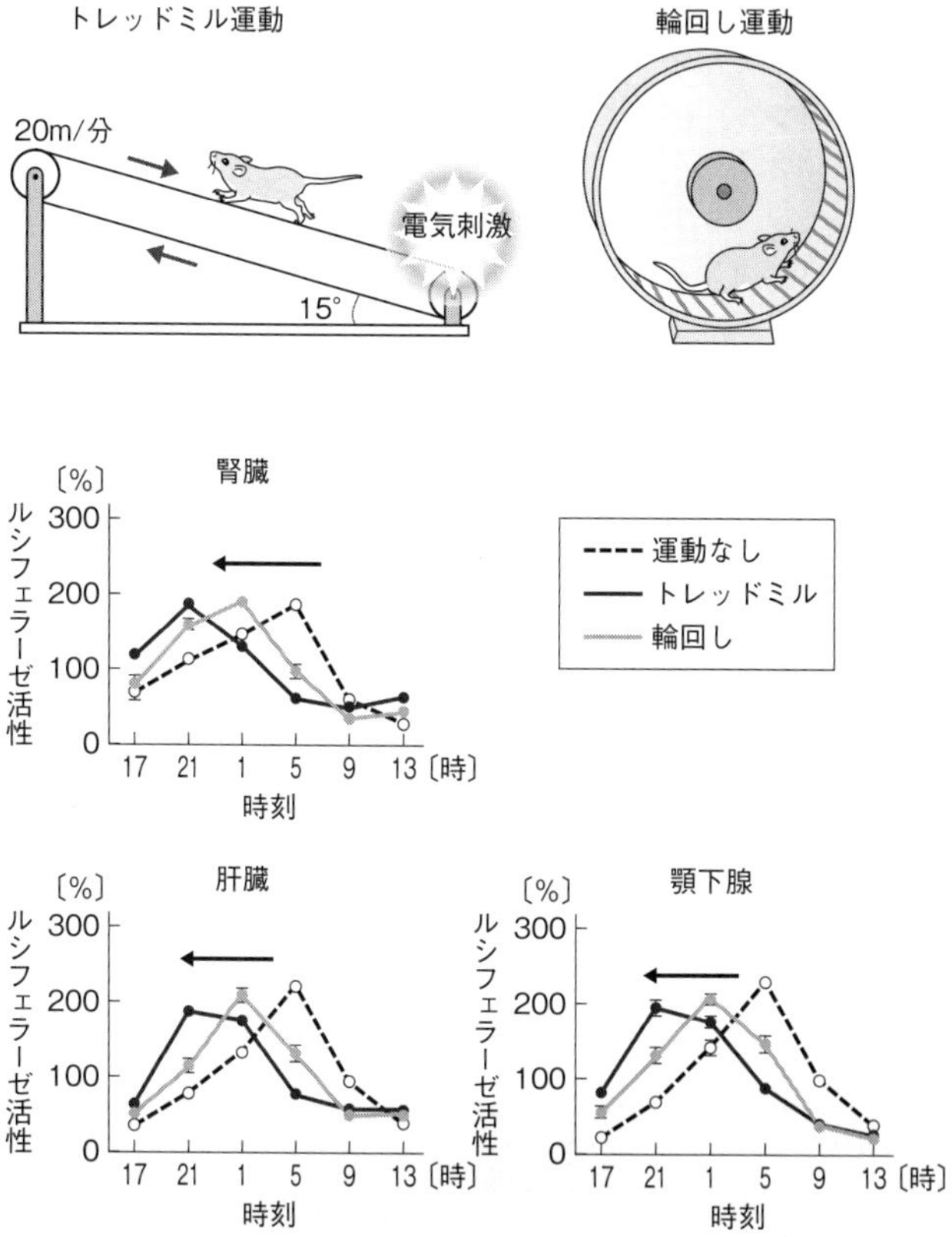

図8-2　マウスのトレッドミルによる強制運動、輪回しによる自発運動の末梢体内時計の同調効果

同じ運動量を非活動期に与えたとき、トレッドミル運動は輪回し運動に比較して大きな位相前進作用をもたらした。

Sasakiら（*Scientific Reports*, 2016）

8−2）。

無理に走らせるトレッドミル運動は、ストレスホルモンであるコルチコイドとノルアドレナリンの分泌が、輪回し運動と比較すると非常に大きいことがわかったのですが、それが同調の差の理由と考えられます。このことから、運動がストレスとなる場合は、体内時計を動かしてしまう可能性があることを知っておくべきではないかと思います。

臓器のなかでは、肝臓、腎臓より骨格筋と肺の方が、運動によって同調されやすいといわれています。運動は筋肉そのものと、呼吸に関連する肺に働きかけるものであることは感覚としてもわかっているので、この2つの臓器というのは納得できます。

実際、マウスにトレッドミル運動をさせると、非活動期の運動より活動期（ヒトの昼間に相当）の運動の方が、腓腹筋やヒラメ筋の*Per1*や*Per2*遺伝子発現は大きく増大しました（図8−3）。ヒトを対象として4時間おきに1日計6回骨格筋を調べた研究でも、骨格筋の時計遺伝子発現にリズム性があることが示されています。

また、レジスタンス運動（繰り返しの動きで、筋肉に負荷をかける、いわゆる「筋トレ」）を行った骨格筋について調べたところ、*Per2*、*Cry1*、*Bmal1*などの時計遺伝子発現リズムを同調させることがわかりました。このようにヒトにおいても運動によって、体内時計を調節する作用が働く可能性が示されています。

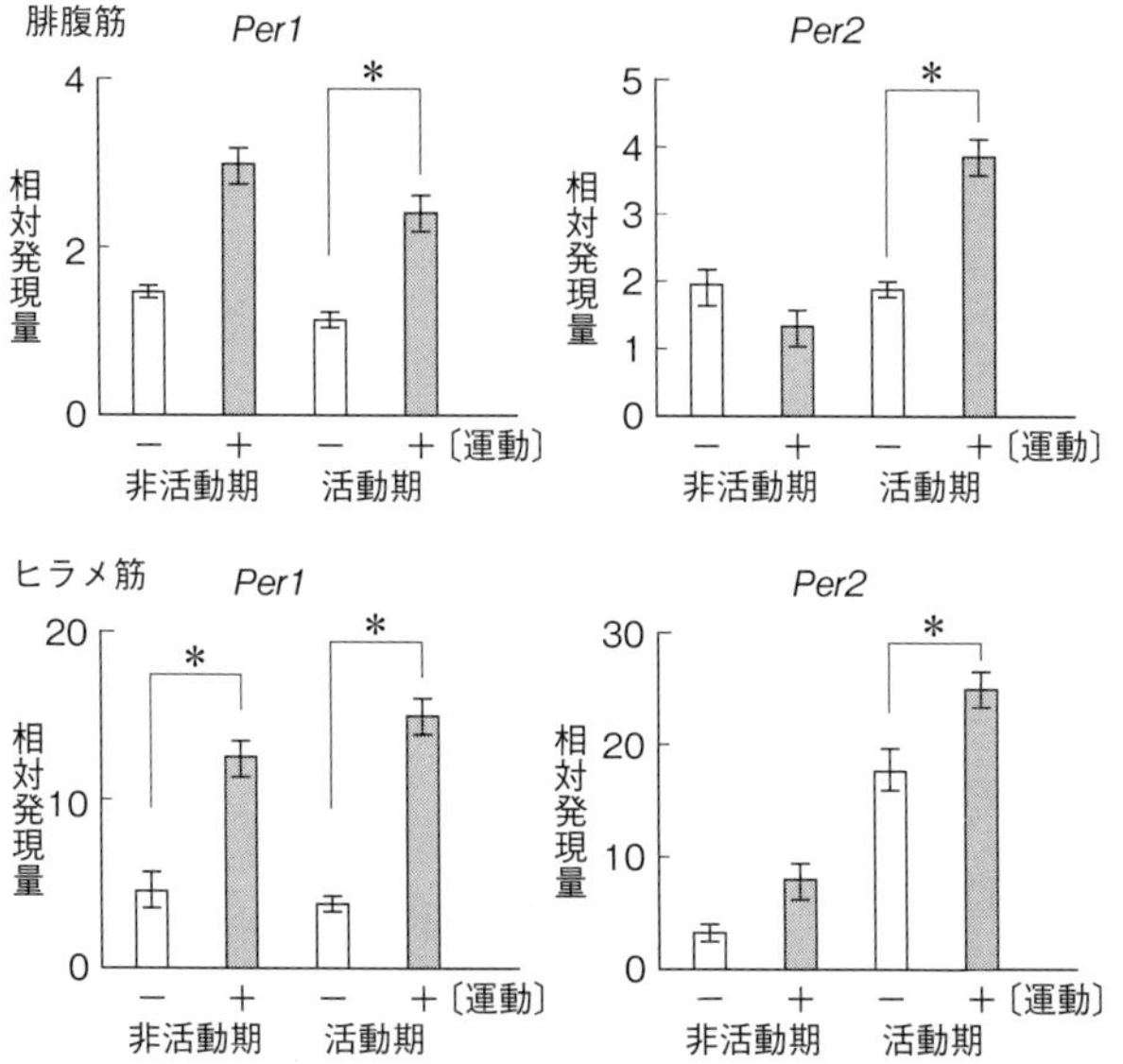

図8-3　非活動期、活動期の一過性の運動が骨格筋の時計遺伝子発現に及ぼす影響
いずれの時間帯でも、運動により骨格筋の*Per1*は増大したが、*Per2*は活動期でのみ有意に増大した。

第1章で、ヒトでもマウスでも、視交叉上核の体内時計は、朝の光を当てると位相が前進し、夜に光を当てると後退することを述べました。運動の場合も同様で、マウスの実験では、夜の運動は体内時計の位相を後退させ、朝の運動は前進させせました。ところでヒトの実験ではどうでしょうか。メラトニン分泌リズムを指標に調べると、朝から午後までの運動は体内時計の位相を前進させ、19時から22時にかけての運動は後退を引き起こすという結果が報告されました。つまり、夜の運動は体内時計の夜型化を引き起こす可能性が考えられ、注意する必要があるでしょう。

何度か述べているように、朝型の生活にしたいと思うなら、朝に光を浴び、朝食をしっかり摂り、朝に運動することがいずれも有効のようで、健康のカギはやはり朝にありそうです。

季節や昼夜で変わる運動パフォーマンス

筋力や持久力などの運動能力は、昼と夜で変化することが示されています。一般に、人間の運動能力は午前中で低く、午後遅めの時間帯にピークがあり、その日内変化は体温の変化とも密接に関連しています。

暑い環境では、筋肉の力、パワー、収縮性などの筋肉のパフォーマンスの昼夜の変動が鈍くなります。そのため身体パフォーマンスの日内変動に影響を与える要素の一つとして、体温があると考えられています。そして体内時計は、体温を含むさまざまな生理学的機能に影響を及ぼします。

ヒトの自転車漕ぎのパフォーマンスの日内パターンは、クロノタイプ（朝型、夜型といった体内時計のタイプ）によっても変化します。夜型タイプの人は、朝のパフォーマンスが極端に低いこともあって、１日の変動が大きくなります。一方、朝型の人は、パフォーマンスの日内変動が

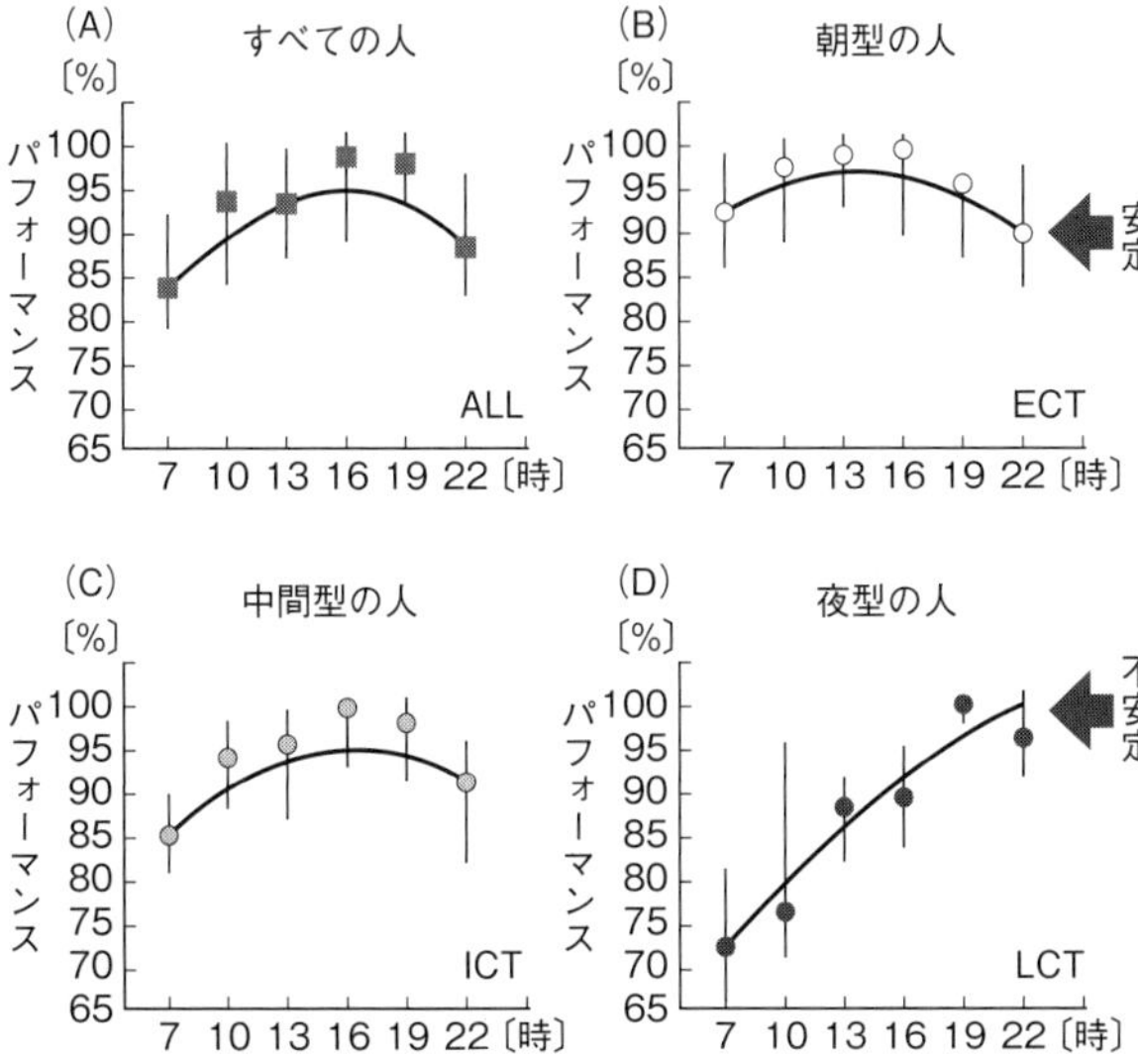

図8-4　ヒトの自転車漕ぎのパフォーマンスは時刻により、また朝型、中間型、夜型で変化する

全被験者ではパフォーマンスの最大値は夕方の4時ごろになる。最大値の時刻は朝型、中間型、夜型の順番に遅い時刻にずれる。夜型は朝のパフォーマンスが極端に悪い。

Facer-Childs E and Brandstaetter R（*Current Biology*, 2015）

小さく、ほとんど1日中力を発揮できます（図8-4）。

クロノタイプ固有の昼夜のパターンは、水泳パフォーマンスでも観察されています。水泳のような、長時間負荷がかかるような持久性運動の能力は、いくつかの時計遺伝子を変異させたマウスでは低下することがわかりました。そのため、ヒトでも体内時計によって運動能力が調節されているのではないかと考えられます。

トレーニングを行う時間帯が、ヒトの身体能力の昼夜の変動に影響を及ぼすということもわかってきています。前に述べたように、ヒトの筋力は日内変化を示し、朝より夕方に高くなります。12週間にわたり朝にレジスタンス（筋力）トレーニングをして筋力を増強したところ朝の筋力が増して、筋力の日内変化が小さくなることが確認されました。一方、夕方にトレーニングをした場合、夕方の筋力の増強を誘発するため、筋力の日内変化の大きさはより増加します。これは、トップアスリートでも同様の結果が見られました。

さらに、これらの日内パターンの変化は、競争能力に関連している可能性があります。水泳の200メートル競技で、午前中のレースの記録が、朝に習慣的に訓練している被験者の方が、夕方に訓練している被験者よりも良かったというデータがあります。

競技会で最高のパフォーマンスを発揮するためには、競技会と同じ時刻に調整することをすすめている指南書もあります。ただし、もちろん時間帯以外でも期間や強度などのさまざまなトレーニング条件および環境が、結果に影響を与えると思われます。

8-2 運動は体へどう影響を及ぼすか

朝の運動と夕方の運動が体にどういう作用を及ぼすか、大まかなことを図8－5に示していま

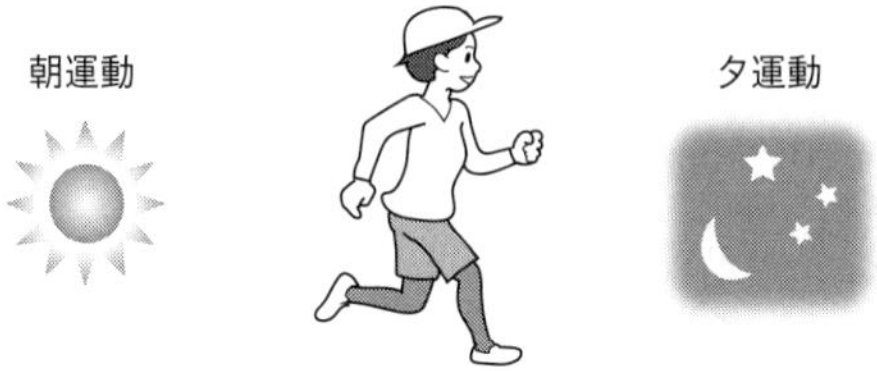

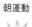

朝運動	夕運動
１型糖尿病の夜間低血糖リスク低下	健常者、２型糖尿病の24時間血糖値の低下、抗肥満
脂質の燃焼（空腹時）	脂肪分解促進 LDLコレステロール低下
筋量増大（ヒト） 筋力増大（ヒトで、運動とあわせて朝タンパク質を摂取した場合） 筋喪失の予防（マウス）	筋量増大（マウス、ヒト） 筋力増大（ヒト〈多くの論文による〉）
血管拡張・血圧低下	腸内細菌の多様性（マウス実験）

図８-５　種々の代謝関連の指標に対する、朝運動と夕運動の作用

す。この節では、それぞれについて述べていきたいと思います。

運動時刻による血圧の下がり方

血圧は、休息期、睡眠時に低く、目覚めた頃に上昇するという明確な概日リズムを示し、ヒトおよび齧歯《げっし》類（ネズミやリスなど歯に特徴のある哺乳類）では活動期で最も高くなります。また運動をすると、一時的に血圧は上がります。

しかし適切な運動を続けていると、筋肉へ血流を増大させるために血管が広がり、血圧を上げようと働く交感神経の緊張に「慣れ」が現れ、結果的に血圧が下がっていきます。また、運動により、血管内皮細胞由来の強力な血管収縮作用がある物質（エンドセリン－1）の血中濃度が低下し、血圧は低下します。高血圧患者は、脂質異常症や肥満・糖尿病などを併発している場合が多く、運動により代謝改善が起こるので、結果的に高血圧も改善します。

イギリスの論文に、血圧が正常値の男性を対象に、運動後の体の反応について調査し、運動時刻の影響を報告したものがあります。実験では、早朝4時に少しきつめのサイクリング運動を行った場合と、日中（午後）、夕方にそれぞれ同様に行った場合の血圧を比較しました。その結果、早朝の運動後には血圧の上昇が見られ、日中や夕方に運動を行った場合は、その前後で血圧の変化はありませんでした。前述の通り、一般的に運動後にまず血圧が上がりますが、その後下がってくることが知られています。ところがこの実験では、朝の運動は血圧の低下に結びつかなかったということになります。これは、この実験時に、早朝に急に血圧が上がる「モーニングサージ」が起こった可能性も考えられます。

そういった研究結果もありますが、多くの研究では、運動によって夕方よりも朝の方が血圧の下がり方が大きいという結果が出ています。正常血圧の被験者に対して、運動以外で血圧に影響を及ぼさないように条件を調整しながら、運動後の血圧の正味の変化を観察したデータがあります。その結果、調整された条件では、運動後の血圧の低下は朝と夕方の両方で観察され、その低下は夕方よりも朝の方が大きいという結果が得られました。

この実験で朝の運動で見られた体の反応には、血圧低下のほかに、心拍出量（心臓によって単位時間当たりに送り出される血液量）の低下が見られました。夕方の運動で見られた体の反応はどうかといえば、交感神経が活性化し、下肢の血流反応の増加が見られました。

これらのことから、朝の運動によって心臓と血管内皮系の血管拡張などにより、夕方の運動より血圧降下が大きくなると考えられます。

高血圧のタイプ別、運動効果

抗高血圧薬で治療中の男性が朝または夜に運動トレーニングをすることによって、慢性的に降圧効果が観察されたという調査結果があります。夜間の運動の場合は、週に3回、10週間実施したところ、睡眠中の収縮期血圧と拡張期血圧が低下しました。同様の運動を朝にした場合、血圧の変化は観察されませんでした。朝の運動による、前項で述べた血圧に対する有益な急性効果とは対照的に、慢性的な効果は観察されなかったということです。

ただ、この観察研究では、すべての被験者が朝に薬を服用していたため、降圧薬の効果が朝の運動の降圧効果を覆い隠してしまった可能性があります。さらに前述したように、モーニングサージにより朝の高血圧が起こると、朝の運動の降圧効果が打ち消される可能性もあるので、変化やその要因がわかりにくくなります。

また、運動のタイミングによる降圧効果は、血圧変動の日内リズムに依存することがわかってきました。第7章で出てきたように、血圧の変化のタイプは、夜間に血圧が正常に低下するディッピング型と、夜間の血圧低下幅が少ないノンディッピング型などがあります。ディッピング型高血圧の被験者とノンディッピング型高血圧の被験者とで、運動による降圧効果がそれぞれどうなるかが調査されました。

血圧の日内リズムについては、ディッピング型高血圧の被験者は明確な血圧の日内リズムを示していましたが、ノンディッピング型高血圧の被験者は夜間の血圧の低下が小さいため、一定の日内リズムを示しませんでした。

また、朝の運動と夕方の運動の違いに関する調査では、まず朝の運動は血圧を低下させ、ディッピングおよびノンディッピング高血圧の被験者に同様の効果をもたらしました。一方、夕方の運動による夜間の血圧の大幅な低下は、ノンディッピング型の被験者の方が、ディッピング型の被験者よりも強く観察されました。

この研究に基づくと、夕方の運動はノンディッピング型の高血圧にとても有益な効果があると予想されます。

ところで、夜間（19～22時）の運動が、メラトニンの代謝物にかかわる主時計のリズム位相を遅らせることがわかってきました。したがって、運動によって高血圧患者の血圧のリズムを制御するためには、運動する時間帯による降圧効果と、体内時計のリズムの位相調節の両方の観点から考える必要があるでしょう。自分の体の変化に注意しながら行いましょう。

8-3 筋肉に効果的な運動時間

運動してから食べるか、食べてから運動するか

運動トレーニングは、筋肉タンパク質の代謝回転（ターンオーバー）のバランスを制御することにより、筋肉サイズを増加および維持させます。24週間、持久力トレーニングと筋力トレーニングを組み合わせて行った場合、筋肉の肥大が誘発されることが明らかになっています。

また、夕方のトレーニングは、朝の同じトレーニングと比較して、筋肉の断面積をより大きくするというデータがあります。筋力トレーニングの時刻によって、男性の筋肉量と筋力がどのように変わってくるかを調べた研究があります。やはり朝より夕方のトレーニングの方が大きい変化を示すことを見出しましたが、統計的には有意差がありませんでした。

多くの論文を調査した研究によると、夕方の運動の方が筋力は高くなりますが、筋肉量には朝

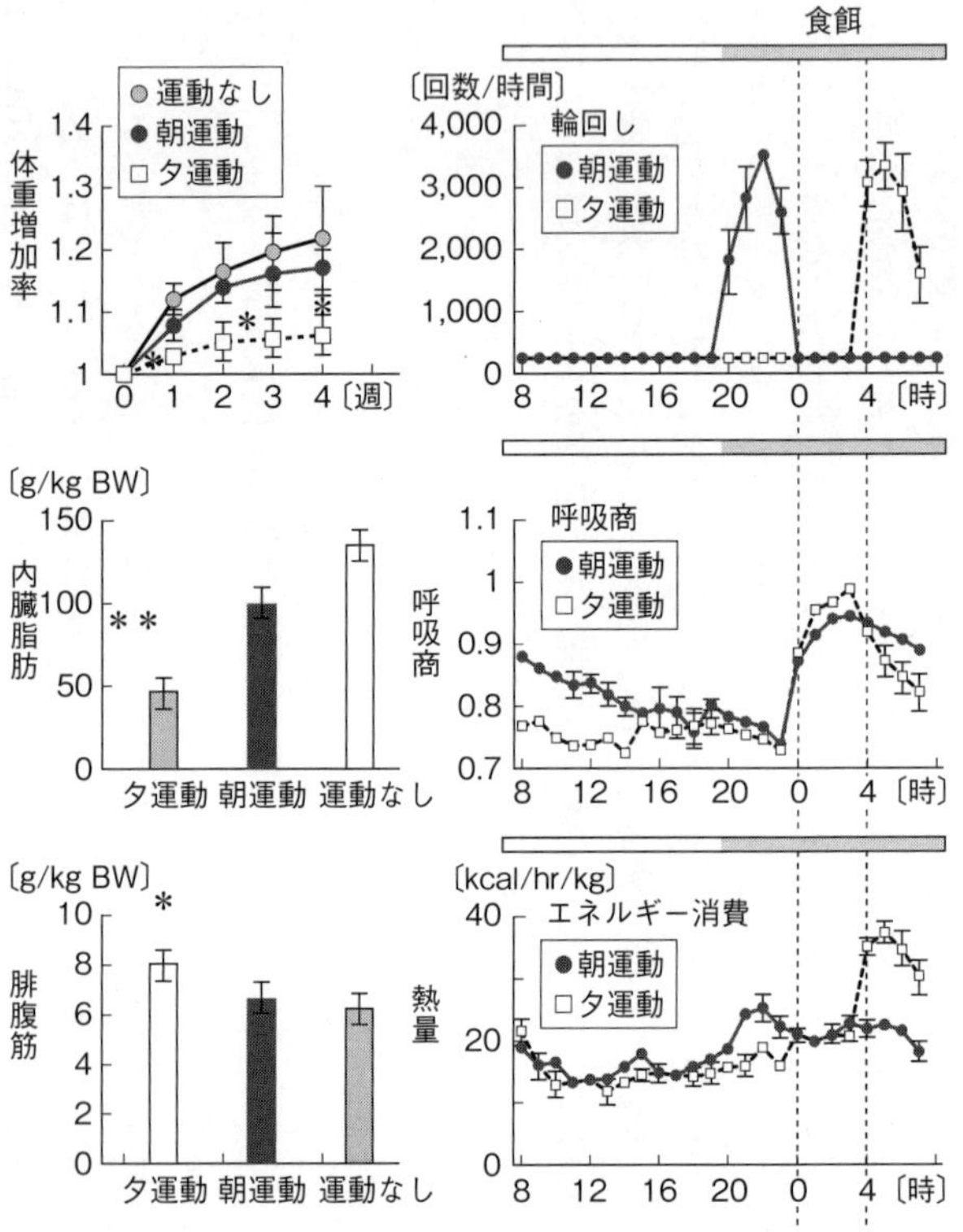

図8-6　代謝効果の、朝運動と夕運動による違い

高脂肪食負荷マウスに、食餌固定（マウスにとっての昼間）し、輪回し運動を行う時間帯による代謝に対する効果の相違を調べた。食餌後の運動（灰色）は食餌前の運動に比較して、低体重、低内臓脂肪、高筋量で、エネルギー消費も大きい。

Sasakiら（Chronobiology International, 2015）

の運動と夕の運動に差は見られなかったということです。これらの結果は、夕方がトレーニングによって筋肉の肥大を促進する最適なタイミングである可能性を示していますが、そのメカニズムはわかっていません。

若齢者を対象にした、運動とタンパク質摂取との関係についての研究を紹介しましょう。タンパク質摂取量を、朝（体重１kg当たり０・33g）、昼（０・５g）、夕（０・８g）と平均的な食事と、朝（０・１g）、昼（０・５g）、夕（０・８g）と朝食がいわゆる低タンパク食になるような条件にして、以下の研究が行われました。午前中から午後の早い時間に週３回のレジスタンス運動を行うと、低タンパク朝食の群より平均的な群の方が、筋力の増大が観察されました。つまり朝のタンパク質摂取と朝の運動が協力的に作用するかもしれないということになります。

次に、我々はマウスを用いて、運動して食餌をした場合と、食餌後に運動をする場合の腓腹筋の筋肉量に対する影響を調べました。図８－６に示すように、食餌時間を昼の４時間（マウスにとっての）に固定し、朝運動と夕運動の２群を設定し、１ヵ月後に腓腹筋量を測定しました。その結果、食餌後に運動するスケジュールの方が有意に筋肉の肥大をもたらしました。おそらく、摂取したタンパク質やアミノ酸が、その後の運動での負荷により効率的に筋肉の肥大を起こしたものと考えました。

さらに、マウスの食餌時間を非活動時間（ヒトの夜に相当）に設定した場合、筋肉の肥大に影響を及ぼすか否かについて調べました。マウスの片方の脚をギプスで固定すると、反対側の脚に負荷がかかるのでその脚の筋肉の肥大が起こります。正常な活動時間（ヒトの昼間に相当）に食餌をしていたマウスに比較して、非活動時間に食餌をしていたマウスは、この筋肉の肥大が起こりにくかったのです。

運動による筋肉量、筋力などには、適切な時間にタンパク質が供給されていることが重要であるようです。

リハビリに適した時間

最近、我々は動物実験で、リハビリによる刺激が筋肉の萎縮を予防する効果は、そのタイミングによって変わることを明確にし、発表しました。その実験では、第6章でも紹介した、後ろ脚を浮かせて筋肉を萎縮させる状態にしたマウスを使います。そのマウスの後ろ脚に4時間、間欠的に体重の負荷がかかるようにすると、筋肉の萎縮を防ぐことができました。また同時に、筋肉を分解する要因になる遺伝子（*Atrogin1*）の増大も防ぐことができたのです。

これらの予防効果は、活動期の後期（ヒトの夕方に相当）に体重負荷を与えた場合と比較して、活動期の初期（ヒトの朝に相当）に体重負荷を与えた場合のマウスの方が大きいという結果となりました。

これらのレポートから、何を期待して運動するか、その目的によって運動の有益なタイミングが異なる可能性があります。つまり、夕方の運動は筋肉を肥大させるのに適していて、朝の運動は筋肉が減少するのを予防することに適しているといえます。

ただし、この筋肉の分野では時間運動学に関する研究が極めて少ないため、さらなる研究により強力で決定的な証拠が出てくることが期待されています。

8-4 血糖値と運動

糖尿病と運動時間

運動によって血糖値が下がることは知られていますが、そのメカニズムについて解説します。図８－７にその流れを示します。運動後、これは、運動によって骨格筋の筋細胞膜で糖輸送担体（*Glut4*）という、糖を輸送する働きがあるタンパク質の発現が増加するため、血糖値を下げる働きのあるインスリンが効果的に働くことによって、糖の吸収が促進されることを説明したものです。このことでインスリン抵抗性の改善につながり、インスリンが効きやすくなるのです。

ヒトにおける耐糖能（体が血糖値を正常に戻す力）は日内変動を示し、朝食は血糖値が戻りや

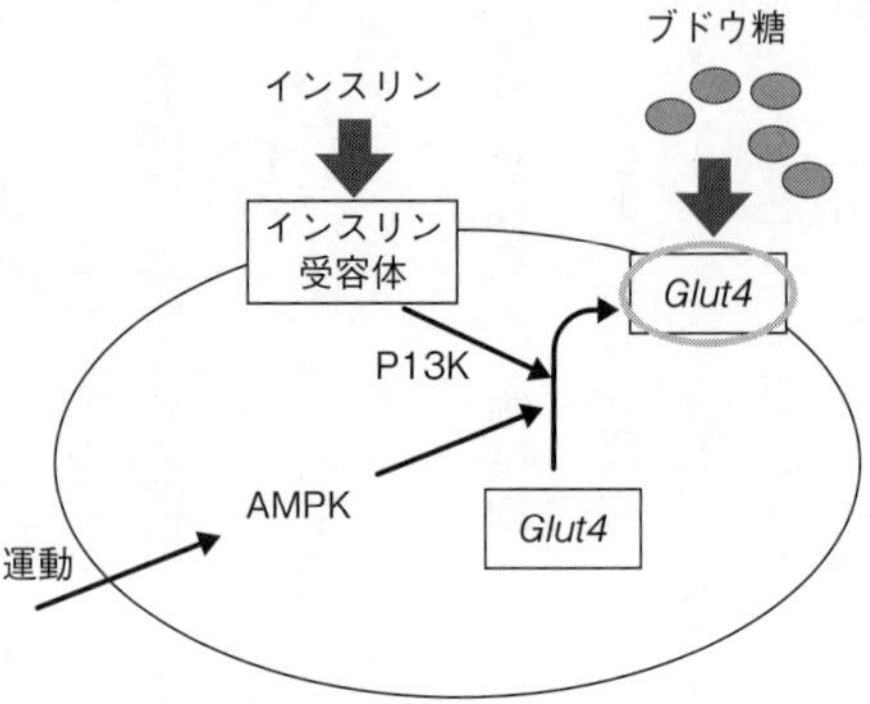

図8-7　ブドウ糖の筋肉細胞への取り込みに関するトランスポーター（*Glut4*）は、運動やインスリンで細胞表面に移動する

運動すると筋肉収縮が起こり、それに応答して骨格筋のAMP活性化プロテインキナーゼ（AMP-activated protein kinase：AMPK）という、細胞のエネルギーに関係する酵素が活性化する。また、*Glut4*というタンパク質が、筋細胞膜へ移動することで糖の取り込みが促進される。これは、血糖値を下げる働きのあるインスリンとは関係なく起こるが、運動後はインスリンが効果的に働くことによって糖の吸収が促進される。運動によって骨格筋の筋細胞膜で*Glut4*タンパク質の発現が増加するからである。移動した*Glut4*はブドウ糖を筋肉内に積極的に取り込む。

すく夕食では戻りにくいことから、運動タイミングにおける血糖値への影響は異なる可能性が考えられます。さらに、糖尿病の予防・改善の観点から考えると、運動時刻のみならず、日中の血糖値変動についても一緒に考える必要があります。

男性の2型糖尿病（2型は遺伝的要素に加えて生活習慣も大きな原因となる糖尿病。中高年の発症が多い）の患者17名（45～68歳）を対象とし、朝または夕に週3回、2週間の運動（高強度インターバルトレーニング）をしてもらい、それによる

24時間の血糖値変動への影響を調べた研究があります。その研究では、24時間の血糖値変動を評価するため、連続的血糖モニターを用いています。その結果、朝の運動に比較して夕方の運動において有意な血糖値の減少が見られました。2型糖尿病患者における血糖値コントロールには、夕方の運動がより有効であることが示されています。

一方、1型糖尿病（1型は、インスリンを作る細胞が壊されてインスリンを出す力が弱まっている糖尿病。小児から若年での発症が多い）患者35名（男性：17名、女性：18名）を対象とした先行研究もあります。その研究では、運動によって夜間以降に起こる遅発性低血糖のリスクを低くし、その効果は朝の運動より夕の運動の方が大きいということが示されました。そのため、翌日の代謝制御が改善されるということも報告されています。

予防としての血糖値コントロール

糖尿病の予防の観点から考えると、健常者における血糖値コントロールも重要となります。それゆえ、我々は健康な若年男性10名を対象とし、運動タイミングが血糖値の日内変動に及ぼす影響について検討を行いました。本研究は1週間に3回、短期の運動（中・強度の持久性運動）を被験者に行ってもらい、2週間の運動休止期間を設けて朝の運動グループと夕方の運動グループを入れ替える、クロスオーバー試験（第2章参照）を実施しました。

連続血糖モニターを用いて24時間血糖値変動を観察した結果、朝の運動グループと夕方の運動グループとで有意な違いは認められなかったものの、夕に持久性運動をした後は、朝に持久性運動をした後と比較して、穏やかな血糖値変動が示されました。さらに、運動している1週間のなかで、1日ごとの24時間血糖値変動を算出して検討した結果、3日目と5日目において、夕の持久性運動で朝の持久性運動に比べて有意に低い値が認められました。

これらのことから、糖尿病に対する効果的な運動タイミングは、予防、改善いずれのためにも夕方の運動が適しているのではないかと思われます（図8－5）。

8-5 脂肪燃焼に効果的な運動タイミング

脂肪を燃やすなら朝食前に運動？

習慣的な運動は肥満の予防・改善に効果的ですが、運動タイミングの影響については不明な点が多くあります。一方で、脂質酸化量（体内で脂質が酸化された量、つまり脂肪が燃焼されてエネルギー消費されている量）に影響を及ぼす運動に関しては、そのタイミングによる効果が食事前後によって異なることがわかっています。

朝食前の運動が脂質酸化量へどう影響するかを検討した先行研究では、1日のエネルギーバランス（エネルギー摂取量と消費量の差）が等しいという条件のもと、朝食前と朝食後に60分間の運動を行いました。その結果として、24時間のエネルギー消費量は同様ですが、脂質酸化量は朝食前の運動で朝食後の運動に比べて有意に増加していたことが報告されています。

さらに、他の先行研究では、朝食前の運動、昼食後の午後の運動、夕食後の夜の運動、運動なし、のそれぞれの条件でエネルギー消費について比較しており、1日のエネルギーバランスは変わらないが、運動タイミングによって消費したエネルギーの内容は異なることを報告しています。それによると、朝食前の運動は、他の時間帯の運動の場合と比較して、脂質酸化量の有意な増加が示されています。長い絶食の後では肝臓や筋肉中のグリコーゲン（糖質）が枯渇している状態になりますが、朝食前は1日のなかで最も長い絶食状態の後なので、糖を利用できません。そのため脂肪を利用してエネルギー消費を行うことになるので、脂質酸化量が亢進したと考えられます。これらのことから、脂肪燃焼を促進するためには、1日のなかで最も絶食状態が長く、かつ朝早い時刻の運動の方がより効果的である可能性があります。しかし、長時間空腹後の運動は、血中脂肪酸濃度の急激な上昇を招き、心不全のリスクを増大させる可能性があることや、心筋梗塞などの発症頻度が午前中に高いことを踏まえると、朝食前の運動には十分注意を払う必要があります。

夕方は夕方で脂肪は燃える

運動タイミングにおける、代謝に関連する血中のホルモンへの影響についての研究が行われました。健康な若年男性14名を対象とし、朝または夕に60分間の持久性運動を行ってもらい、その3時間前に規定食を摂取してもらうというものです。運動前、運動直後、運動2時間後に採血を行って分析した結果、夕方の運動は朝の運動に比べて運動直後の血中アドレナリンやIL－6（インターロイキン6：免疫や脂質代謝に関係するホルモン）といったホルモンの有意な増加が認められました。

さらに、夕方の運動は朝の運動に比べて運動2時間後の遊離脂肪酸濃度が有意に高く、脂肪分解の促進が見られました。運動によるアドレナリンやIL－6の増加は、脂肪分解を促すことから、夕の運動ではより脂肪分解を促進することに影響を及ぼしていることが考えられます。

第8－3節の実験（図8－6）の、マウスを用いた、食餌時刻を固定して運動を食前もしくは食後に行う研究と、運動時刻を固定して食餌を運動前もしくは運動後に行う研究において、内臓脂肪量も調べた結果、いずれの場合も、高脂肪食による肥満や内臓脂肪量は、食餌後の運動で抑制されることがわかりました。エネルギー代謝装置を用いて調べることで、この組み合わせは、エネルギー消費を大きくし、かつ脂質を材料とするエネルギー消費が起こりやすいこともわかりました。

しかしながら、これらの研究結果は、一過性の運動によるものにすぎません。したがって、肥満の予防・改善を目的とする、運動タイミングの効果を検討するためには、今後さらに長期間（慢性的）の運動による代謝への影響を調べる必要があります。

以上をまとめると、脂肪を燃焼するメカニズムが2点ある可能性が考えられます。一つは、グリコーゲンが枯渇した状態で糖を利用できない空腹時の運動では、脂肪を使ってエネルギー消費を行うこと。もう一つは、交感神経を活発化させる夕方の運動では、脂肪分解を促すアドレナリンやＩＬ－６の分泌がさかんになることです。朝夕、それぞれメカニズムは違っても脂肪燃焼効果は期待できそうです。

8-6 朝の運動とメンタル機能

一定のリズムで体の筋肉を動かす有酸素運動すなわちウォーキングやジョギング、サイクリングなどは、脳の神経伝達物質の一つであるセロトニンを活性化することが知られています。また、マウスも運動させるとセロトニン神経が活性化されます。抗うつ薬はセロトニン神経を活発化させますが、そのことからもわかるように脳内のセロトニン量が増えると、心が落ち着いてさわやかな気分になり、覚醒度も高まるといわれています。つまりこのような運動を朝に行う習慣を身につけると、気分が良い快活な1日の始まりになるでしょう。

一方で運動は、脳のエンドルフィンの分泌も高め、ランナーズハイなどもその状態であることが知られています。エンドルフィンも脳内で働く神経伝達物質の一つであり、運動が楽しくなって習慣化につながる要因にもなり得ます。エンドルフィンは、鎮痛効果や気分の高揚・幸福感などが得られる効果があるため、うつ病を改善させるのに役立つと考えられます。

また、運動すると交感神経が活性化され、心拍数が上昇します。交感神経が優位な時間が増えると、意欲的になりポジティブな思考になりやすいのです。

さらに、運動はBDNF（脳由来神経栄養因子）という神経成長因子を増やすことが知られています。抗うつ薬がBDNFを増大させること、うつ病患者では低下していることなどから、運動はBDNFの増加をもたらし、それによって抗うつ効果を発揮している可能性が指摘できます。

では、時間運動学的な視点としてはどうでしょうか。私の意見としては、基本的に「起床後1時間以内に、15～30分の散歩を行う」のが良いと思われます。健康な人であれば、15分ほどでセロトニンが活性化します。「メンタル疾患のある人」「メンタルが弱っている人」「睡眠に問題がある人」などであれば、セロトニン神経が弱っている可能性が高いので、多めに30分を目安にして運動すると良いでしょう。

また、遅い夜の運動は体内時計の夜型化を引き起こすので、あまり良くないでしょう。体内時計を整えるためには、健康な人の場合は、室内でも日光の入る明るい部屋にいれば、光で視交叉上核の体内時計はリセットされます。曇りでも外の光が圧倒的に強力ですので、屋外での運動はおすすめです。

私も朝の散歩は実行しているのですが、その後に必ず朝食を食べています。朝食を食べることで、末梢臓器の体内時計もリセットされます。また、よく噛んで朝ごはんを食べることで、咀嚼《そしゃく》のリズム運動がセロトニン神経を活性化し、そのためインスリン分泌も良くなるので、血糖値の増加も抑えられます。メンタルと体の機能はこのように連動しています。メンタル面を安定させるために、体内時計を整えることが重要であるのは間違いないでしょう。

第9章

体内時計の不調による、さまざまな「時差ボケ」

外界の時計≠自分の時計	海外旅行時差ボケ （東方向への移動がつらい） シフトワーク時差ボケ （朝型・夜型の特性を活用） 社会的時差ボケ （月曜病の原因の一つ）
自分の主時計≠自分の末梢時計	朝食時差ボケ （午前中の低体温や不調の原因）

表9-1　体内時計の不調和による種々の時差ボケ

体内時計で支配されている自分の時間と、外界の時刻とがずれていると、いわゆる時差ボケになります。一方で、自分のなかで主時計と末梢時計の位相が正常よりずれてしまうと、これも時差ボケなのです。つまり、自分と外界のずれと、自分のなかでの臓器間のずれの2種類の時差ボケがあるというわけです（表9-1）。

旅行などでの「一過性の時差ボケ」

外国に飛行機で出かけると、自分の体内時計はまだ日本時間で刻んでいるので外国の時刻とずれており、いわゆる時差ボケが起こります。たとえば同じ8時間の時差があってもヨーロッパに行く場合とアメリカ合衆国に行く場合では、アメリカ行きの方がひどい時差ボケになる経験をお持ちの方も多いと思います。

一般的に体内時計の位相を前進させる（日本からアメリカに行く場合のように時間が進む方向に合わせる）のは、後退させる（日本からヨーロッパに行く場合のように時間が戻るのに合わせる）ことに比べて日数を要することが知られていますが、残念ながらそのメカニズムについてはわかっていません。

ヒトの体内時計は24時間より長いので、どうしても遅れる傾向があるからなのか、体内時計を後退させる方が容易です。この時差ボケは自分の体内時計が現地の時間に合うことにより解消されるわけです。肝臓などの末梢時計は食事時間に同調することが知られています。そこで日本からハワイに出かける人を対象に、食事介入試験を行いました。

一般的な同調の流れとしては、日本からハワイに行くと、ハワイ時間の明暗周期に主時計が同調し、その信号が肝臓などの末梢時計に伝わり、ハワイ時間への同調が完成します。それに対して、出発の3日前からあらかじめハワイ時間で食事を摂って末梢時計の位相がハワイ時間に移行しやすい状態を作り、そこで実際にハワイに行く場合について、作業仮説を立てました。それは、後者の場合、主時計も末梢時計も同時に効率よくハワイ時間に合わせられるだろうというものです。

20代から70代まで、2群に分け、一方は何の指示もせず、もう一方はハワイ時間に合わせた食事（日本時間で、6時頃の早い朝食、11時頃の早めの昼食、17時頃の夕食）を3日間行います。被験者には日本にいるときとハワイの2日目の朝に睡眠調査を行い、個人別に変化量を求めました。その結果、60歳以上の高齢者の何の指示もしなかった群では、ハワイでの睡眠指標が悪化していましたが、日本でハワイ時間に食事をした介入群ではまったく悪化せず、両群間に有意差が認められました。

一方で、中年・若年者では、ハワイでの睡眠悪化が両群ともあまり出現しませんでした。おそらく高齢者はもともと生活リズムが整った人が多いため、時差ボケの出現率が高かったものと思われます。皆さんも海外に行くとき、3日前から食事時間を現地に合わせることを試されるといいかもしれません。

週末と平日の違いからくる「社会的時差ボケ」

マウスに平日と週末があるでしょうか。もちろんありません。一方で、ヒトは平日でも休日でも似たような就寝・起床時刻と食事時刻で動いているような人と、休日の夜更かしと朝寝坊などによって平日と休日では生活リズムが大きく変わる人がいます。ここでは、平日と休日の生活リズムが大きく変わる人の話をしましょう。

平日の入眠と起床の中点の時刻を計算します。もし0時入眠、6時起床ならば、中点は3時になります。次に休日も同様に、たとえば2時に入眠、10時に起床であれば、中点は6時になります。休日の中点から平日の中点を引いた3時間が、この場合は社会的時差ということになります。平日と休日が同じ睡眠パターンだと、社会的時差は0時間ということになります(図9-1)。

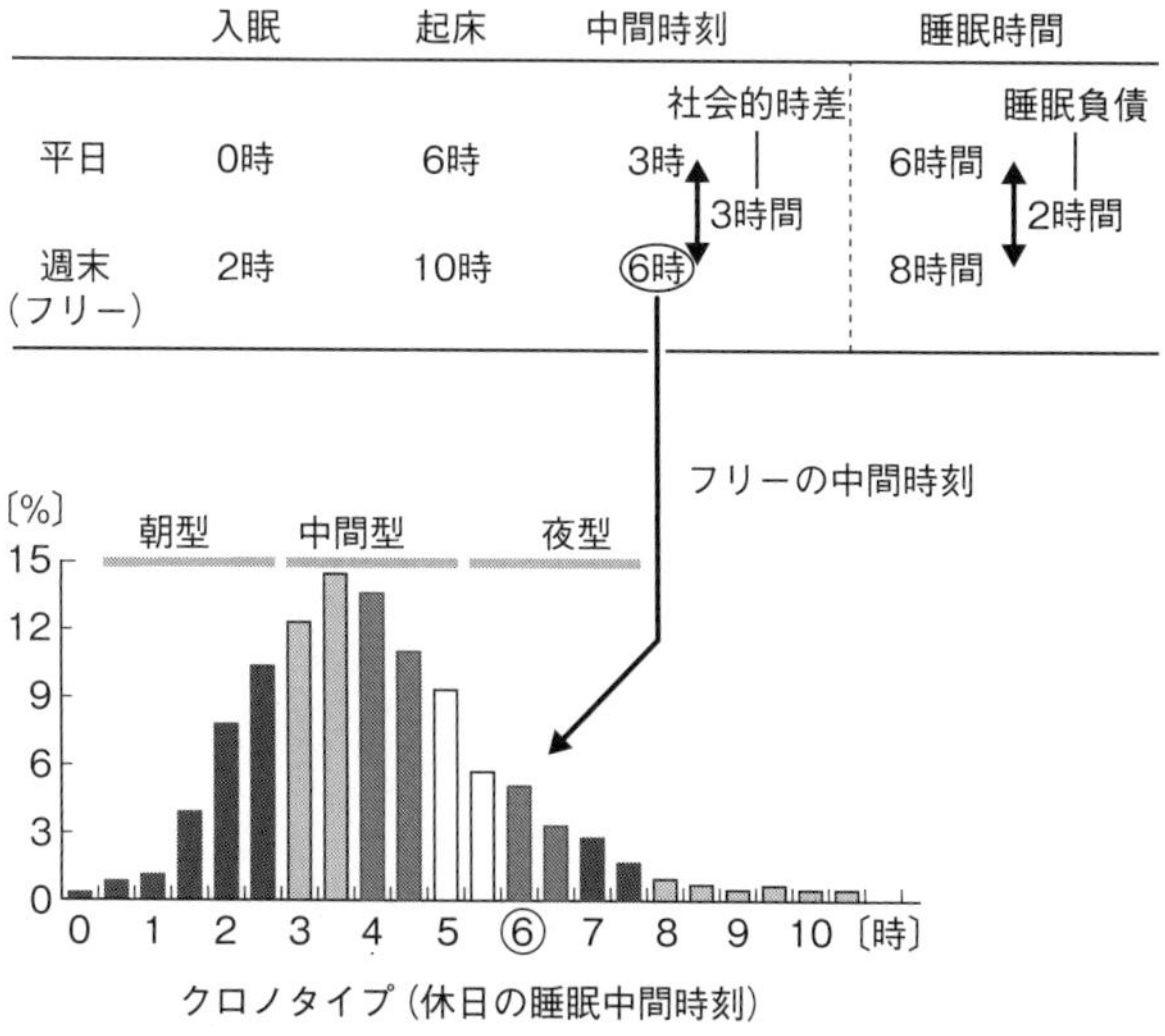

図9-1　社会的時差、朝型・夜型、睡眠負債の関係

一般的には社会的時差が1時間以上だと時差ボケということになります。社会的時差ボケの大きさに比例して、喫煙者の割合が高く、高度肥満になりやすく、うつ病の発症が多く、大学生では成績が悪い場合が多いというデータがあります。また小学生では、社会的時差ボケが1時間以上あると昼間に強い眠気を催すといわれています。

我々は、東京都港区の公立の小中学生、約1万人を対象にして、社会的時差ボケについて調べました。第6章で述べたように、社会的時差ボケは、小学生より中学生で大きく、男子より女子で大きいことがわかりました。また、いろいろな質問事項と相関が認められ、たとえば社会的時差ボケが大きいと成績や精神衛生のスコアも低い傾向が見られました。また、スマートフォンなどを夜遅くまで使っている人ほど社会的時差ボケが大きいという結果となりました。

ではなぜ社会的時差ボケが生まれるのでしょうか。平日は学校や会社の始まる時間が決まっているなどの社会的要請で、朝は学校や職場の始業に間に合うように早く起き、その早起きのために早めに寝ます。ところが休日は本来自分が寝たい遅めの時刻に寝て、そうすると起きるのも遅くなります。先ほど求め方を紹介した、休日の入眠と起床の中点の時刻こそが自分自身の体内時計の位相を示しているわけで、平日の中点の時刻は社会的に決められた仮の姿の時計であることがわかります（図9－1）。

つまり、平日は朝早起きして光で主時計の位相を前進させ、朝食で末梢時計を前進させていますが、休日は夜更かししがちで、光が主時計を遅らせ、夜食などを摂っていると末梢時計も遅れてしまうというわけです。また起床が遅いと、朝の光による主時計の前進作用が起こらず、朝食も摂らないか、あるいは朝食・昼食兼用になるなどして、末梢時計の前進作用も弱くなります。すなわち週末の2日間で体内時計がかなり遅れてしまったことになるのです。

崩れた生活リズムは1週間では取り戻せない？

週末でリズムを崩した後、月曜日の朝から、朝の光や朝食で体内時計を前進させようとしますが、体内時計の前進は時間がかかるので十分に前進しないままに金曜日となることもあり、また週末が来て遅れてしまうことになったりします。

これに関連して、マウスで社会的時差ボケモデルを作って実験を行いました。平日と週末がないマウスでどのように社会的時差ボケモデルを作ったかというと、２日間３～６時間明暗周期を後退させ、５日間もとの明暗周期に戻すという、光による調節を行いました。その実験を行うと、平日に相当する５日間では、活動リズムの位相は戻りませんでした。人間の月曜病は、週末をあまりに充実させた生活を送ると月曜日の朝はきついというものですが、実はその原因は週末の体内時計の遅れが月曜日に出てきたためかもしれないのです。

また我々の、ヒトを対象とした実験で、社会的時差ボケと遺伝子発現を調べたものを紹介します。朝型で社会的時差ボケがない被験者と夜型で社会的時差ボケが大きい人で、月曜日と金曜日に髭を４時間おきに抜いてもらい、その毛母細胞を末梢時計として*Per3*の遺伝子発現リズムを調べました（図９‐２）。仮説では、時差ボケがない人は月曜日も金曜日も似たリズムパターンを示しますが、時差ボケの人は月曜日のリズムの位相は遅れているが金曜日には進んでいるパターンになると予想しました。

その結果、時差ボケがない人は仮説通りだったのですが、時差ボケの人のリズムは月曜日、金曜日のいずれも位相が異なるのではなく、振幅が小さくなりリズムの発振機構が低下していたの

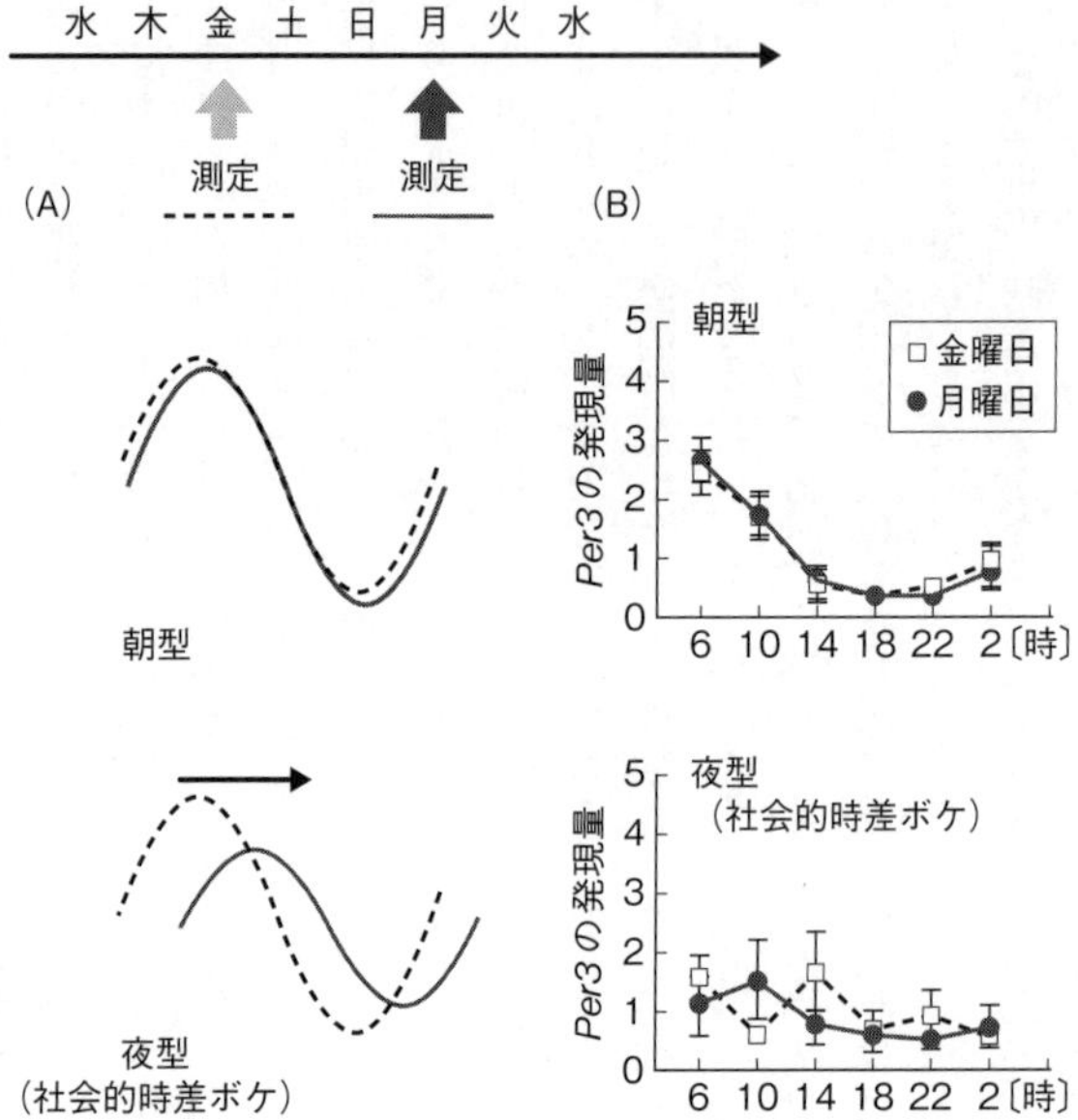

図9-2　社会的時差ボケ時の時計遺伝子発現リズム、月曜日と金曜日の差

(A) 実験プロトコルと仮説図。(B) 髭からの*Per3*の発現量の指標、月曜日と金曜日の日内リズム。社会的時差ボケの人の末梢体内時計のリズム性は、消失している。

です。おそらく、月曜と金曜では位相の引っ張り合いが起こり、ピークが異なる山が重なり、結果的に山が小さくなったものと考えられます(図9-2)。

つまり社会的時差ボケが大きい人は1週間を通してリズム性が悪化しているものと思われます。

では、この社会的時差ボケを解消する方法はあるでしょうか。まず「早寝早起き朝ごはん」で夜型をなるべく朝型に変える努力をすることでしょう。次に土日の2日間の体内時計の後退が良くないということがわかったので、たとえば日曜の朝は普段通りに起床し、もしも睡眠不足であれば、昼寝を少し長くとるなどすると良いかもしれません。この場合、午後の早めの時間にとれば、昼寝が体内時計に影響して夜の睡眠の障害になるということも起こりにくいでしょう。

最近の我々のマウスの研究では、輪回し運動をさせると、週末の体内時計の遅れがすぐに解消されることがわかりました。そこで「あすけん」というアプリを使って、社会的時差ボケの大きさと日常的な運動について調査研究をしました。その結果、活動量が高い人は体内時計が朝型であることが多く、社会的時差も小さいことがわかりました。社会的時差ボケを解消するには運動習慣を身につけることが良いようですね。

朝食抜きの「朝食時差ボケ」

主時計は外界の光で同調し、末梢時計は食事のタイミングで位相が決まり、朝食は末梢時計を前進させることを述べてきました。すなわち、朝の光刺激と食事刺激で全身の体内時計を合わせることができるわけです。

ヒトを対象とした研究で、朝食を抜くと、メラトニンのリズムで評価した主時計と、皮下脂肪の*Per2*や*Per3*遺伝子発現で評価した末梢時計との、位相関係を乱すという結果を示したものがあ

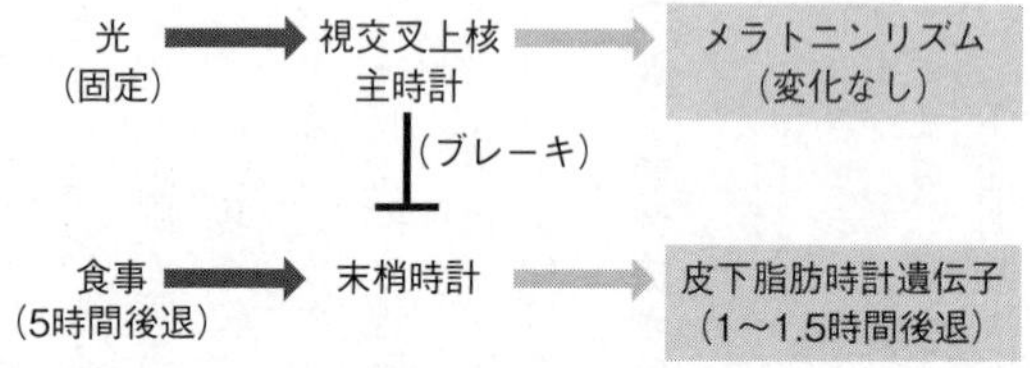

図9-3　食事時間の5時間後退による末梢体内時計の後退
明暗は一定にし、3食の食事時間を5時間ずつ後退させると、主時計の位相は変化せず末梢時計のみ1〜1.5時間後退した。
Wehrens Sら（*Current Biology*, 2017）より作図

ります。この実験では、7時に点灯、23時に消灯することを期間中維持しながら、食事のタイミングを変えていきました。まず7時、12時、17時に食事をしてリズムの位相を評価し、次に5時間遅れの12時、17時、22時に食事をしてリズムの位相を評価しました。すると、主時計のリズムは影響を受けませんでしたが、末梢時計は1〜1・5時間後退しました（図9−3）。

以上のことから、主時計は食事のタイミングの影響を受けないこと、末梢時計は主時計との綱引きの結果、主時計が強く、1〜1・5時間遅れとなることがわかりました。つまり主時計と末梢時計がずれるタイプの時差ボケで、これを「朝食時差ボケ」と呼ぶことにしましょう。以前から、朝食を食べずに学校に行くと、1限目はボーッとして、体温も上がらず脳も働かない状態になりがちであるといわれていました。実はそれは、体内時計が遅れて1〜1・5時間後に朝が来てスタートしていたのです。つまり学校の1限目の体の状態は、時計としてはまだ夜明けに近いということになるのです。

働き方と健康などを考える健康経営科学の用語で、最近特に研究されるようになってきた、プレゼンティズムという言葉があります。会社などに出ていてもボーッとしていて仕事効率が悪いような状態を表すものですが、朝食欠食時差ボケはその原因の一つかもしれません。

朝食欠食でなくてもバランスや質の悪い朝食では、朝の活動性が低く、目覚め感がなく、食欲もないという時差ボケ症状のような状態を呈することが多く、このような状態も「朝食時差ボケ」と考え、ある調査をしました。WEBにおいて、20代、30代、40代、50代の男女各150名で、1200名を対象に、朝食の内容を4分類法（①穀物・油脂、②乳・乳製品・卵、③野菜・芋・果物、④魚介・肉・豆類）により分けて何を摂ったかを尋ね、点数化するという調査です。

穀物類は約85％が食しているという結果となりました。4分類のなかでは、①が最も摂取率が高く、②、③、④の順番に低くなっていき、魚介・肉・豆類は40％が食していました。点数化の仕方は、たとえば、具なし塩おにぎりでは1点で、ホテルや旅館で朝食ビュッフェを摂ったようにすべてが含まれる場合は4点で満点とし、朝食欠食であれば0点としました。

また時差ボケで出やすい症状である「身体が重い」「寝不足」「学校や会社に行きたくない」「胃腸が重くだるい」「お腹が張っている」という項目を示す人の、各点数における割合も調べました。その結果、いずれの項目も、朝食を抜いた0点の人が訴える割合が高く、3〜4点でバランスよく食べている人は訴える割合が低いという結果となりました。

たとえば「学校や会社に行きたくない」人の割合は、0点（43％）、1点（40％）、2点（33％）、3点（28％）、4点（26％）でした。すなわち朝食欠食や栄養バランスが偏った朝食では時差ボケ症状を起こしやすく、栄養バランスの良い朝食は朝食時差ボケを防ぐ可能性があると思われます。

仕事による「シフトワーク時差ボケ」

何といってもシフトワークは体内時計に負荷がかかると考えられます。というのも疫学調査で、シフトワークを続けている看護師さんや工場勤務の人は、従事している期間が長いほどメタボリックシンドロームの罹患率が高いことがわかっています。また、シフトワークの従事者は、うつ病の発症リスクや乳がん、前立腺がん、大腸がんの発症リスクが有意に高くなるというデータもあります。

シフトワークといってもいろいろなパターンがあるでしょう。ただ共通して考えられる、シフトワークの人が肥満や糖尿病のリスクが高くなる理由の一つに、シフト中はどうしても高カロリーのものを嗜好しがちになることが考えられます。またシフトワークに不眠はつきものであり、不眠そのものがうつ病やメタボリックシンドロームのリスクにもなることがわかっています。

一般的なシフトワークには、勤務時間を8時間ずつ後ろにずらしていくことを2日おきに3回するパターンがあり、その場合1週間で24時間の1サイクルとなります。ほかに、12時間のシフトである夜勤と日勤を1週間おきに繰り返すタイプなどが取り入れられています。

ところで、体内時計の位相を8時間や12時間、素早く動かすことはできるでしょうか。それはできません。先に一過性の時差ボケでも述べたように、一気に体内時計を動かせないから時差ボケが生じるのです。しかしながら8時間後退させることを2日おきにするならば、1日4時間ずつの後退となり、幾分合わせやすくなります。

ヒトの光刺激による位相反応曲線（第1章図1－8）を思い出していただくと、光刺激で位相が前進したり後退したりする場合の時間の幅は、約2時間程度です。したがって、毎日2時間後退させていくシフトワークには対応できるということになります。

シフトワークに向いているタイプ

我々は、生活パターンによって日内リズムにどのような差があるかという調査を行いました（図9－4）。普通の人（日勤群）、徹夜明け（一過性の徹夜群）、3交代徹夜明け（8時間シフトワーク群）で、4時間おきに髭の毛母細胞から*Per3*遺伝子の発現量を測定し、日内リズムを評価したものです。その結果、シフトワーク群ではリズム性を示さず、位相の個人差のばらつきが大きく、遺伝子発現量が低下していました。一方、一過性の徹夜群では末梢時計の日内リズムにはほとん

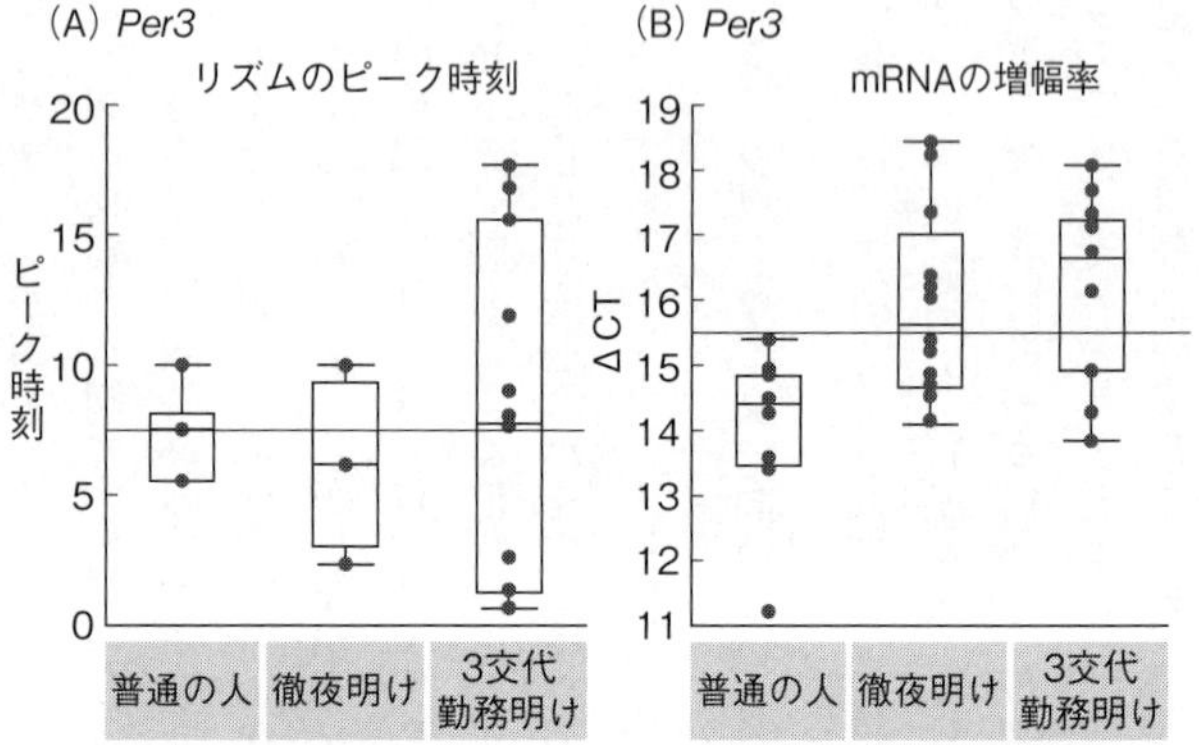

図9-4　徹夜明け後の人、3交代勤務の人の、髭の*Per3*時計遺伝子発現リズム

(A) *Per3*遺伝子発現リズムのピーク時刻が普通の人や徹夜明けの人では個人間差があまりない。一方、3交代勤務明けの人はピーク時刻の個人間差が大きい。(B) *Per3*の発現量を調べるための指標。徹夜明けと3交代勤務の人は、少ないため幅が広くなっている。

Hattammuraら（*Sleep Medicine*, 2019）

ど影響を及ぼしていませんでした。以上のことから、シフトワークでは体内時計を正常に維持できず、このことが種々の不健康の要因になっていると思われます。

では、どのような対策が考えられるでしょうか。体内時計の視点から、シフトワークに向いている人を探すことができるのではないかと考えられます。体内時計を後退させるわけですので、夜型の人、社会的時差ボケが大きい人が候補となります。また、体内時計の振幅が小さい人は外部刺激で位相を動かしやすいことが知られています。体内時計の振幅はなかなか自分では測れませんが、たとえば体温の1日のリズムなどの変動が小さい人は向いているかもしれません。

体内時計に合わせた働き方

次にシフトワーク時の対応について考えてみましょう。

まず一過性の徹夜が不定期にある人は、通常時のリズムを維持することが体には良いので、徹夜の仕事の日は、夜中の食事や運動は控え、チャンスがあれば仮眠をとるなど、通常の夜に近い生活を心がけた方が良いでしょう。

夜勤と日勤を繰り返す8時間シフトワークの場合は、移行期は通常時の食事や運動を8時間ずつ後ろにずらして実行し、夜勤のときはさらに食事・運動・睡眠のすべてを8時間ずつ後ろにずらし、逆の位相で生活することが良いでしょう。4～8時間のシフトワークについては、自分の体内時計は外界のシフトパターンに基本的にはついていけないことを理解したうえで行うべきでしょう。

具体的には、通常9時から17時の勤務の場合、8時間シフトする移行期では、17時から1時までの勤務となります。通常17時が夕ごはんとすると、シフトの日はこれが朝ごはんになりますが、体内時計を後退させたいので、同調が起こらないように少なめの朝ごはん相当の食事を摂るようにします。21～22時が昼食の時間に相当するので普通に食事を摂ります。夜中の1時の食事を摂ることによってさらに体内時計をしっかり後退させたいので、強い光を浴びながら、一日のなかで一番多い夕食相当の食事を摂り、運動をし、その後睡眠に入るというリズムが理想です。

このような生活パターンにしていくと、夜型化を引き起こし、体内時計を外界の刺激リズムに合わせやすくする可能性があるのです。注意点は、17時の食事をふだんの夕食と同様にどうしても多く摂りがちなことです。そうすると全体の摂取カロリーが多くなるため、肥満の危険性が増すかもしれません。

シフトワーク勤務を体内時計に合わせて行った成功事例があります。改善前までは、出勤時刻が早出、中間出、遅出の3パターンと休みを組み込んで繰り返す勤務形態を、全従業員に均等に行っていました。改善後は、朝型の人の出勤を、早出と中間出を2対1の割合にして休みを入れた繰り返しに、夜型の人の出勤を、中間出と遅出を1対2の割合にして休みを入れた繰り返しにしました。

改善後のようにそれぞれに適切な勤務時間を設定すると、朝型、夜型のいずれの人でも、トータルの睡眠時間の増加、睡眠の質の向上、幸福度や満足度の上昇が見られました。つまり、これからは個人の体内時計に合った勤務形態が、在宅ワークを含めて推奨されることになるだろうと思います。

付録

AIと時間栄養学

時間栄養学の個別化

現在、多くの食事管理アプリが登場し、個人の摂食パターンや、食事の種類や内容を把握しやすくなっています。多くのアプリでは「日本人の食事摂取基準」(5年ごとに改訂)と比較して、それぞれの栄養素の過不足を調べ、次の食事へのアドバイスをしています。「日本人の食事摂取基準」は、メタボリックシンドロームの予防や、高齢者に多い筋肉量が低下するサルコペニアの予防を意識したBMIが設定されるなど、それぞれの栄養成分についての摂取量(推奨量や目標量)が細かく設定されており、意義深いものなのですが、さまざまな問題点もあります。

そこで食事管理アプリを使うと、個人別に日による変動だけでなく、1日のなかでの変動、さらには月単位での変動も調べることができるので、将来的にはこれが最強の食事記録法になると思われます。

最近では、食事(料理)の写真を撮影し、その情報を用いて食品の種類と量を見積もり、栄養価計算に用いる方法も開発されています。もちろん発展途上の方法なのですが、簡便性が高く、摂取時刻や場所の情報が紐づけられます。

また、ハイブリッド型で、画像情報とあらかじめ登録されている料理から選択し、食品の種類や量を見積もる方法も開発されています。この食事記録は毎日続けやすく、週、月単位のデータとして取得可能です。ほとんどがスマートフォンででき、膨大なデータを瞬時に処理しながら、そのデータを用いてリアルタイムで次の食事をアドバイスすることも可能です。

アプリでよりきめ細かいアドバイス

我々は、第４章や第９章でも紹介した「あすけん」というアプリを使って、食事調査を行っています。６ヵ月にわたる減量のためのプログラムに参加した、約１万人の食事記録からさまざまな分析を行いました。

まず、朝食、昼食、夕食のうち、どの食事にメインのエネルギー摂取時刻を置いているかで、グループ（クラスター）分けをしました。朝食クラスター群の人では、昼食クラスター群や夕食クラスター群に比較して、体脂肪率の低下やＢＭＩの低下が大きくなりました。

一方、ＰＦＣ（タンパク質、脂質、炭水化物）の摂取パターンでクラスター解析を行うと、炭水化物摂取量が、大、中、小の３クラスターが形成できました。このうち小クラスターの人でＢ

MIの低下が見られることがわかりました。また最新の解析方法を使って調べると、朝食や昼食でより、夕食での炭水化物摂取量を減らすことがBMIを下げるとわかりました。

時間栄養学の視点を取り込んだこのアプリは、毎食のエネルギーや栄養素の摂取状況をモニターでき、1ヵ月あるいは6ヵ月のデータをとれば、容易にクラスター化の解析もできるのです。また、連続的に食事状況をモニターできる特徴を活かして、例えば、前日の栄養素が「日本人の食事摂取基準」値から増減していれば、翌日にそれを補正するような食事の摂り方をアドバイスするようになっています。

食事を1食ずつ考察していく時間栄養学の視点からは、朝食の摂取量が少ない人、あるいは夕食の摂取時刻が遅い人、間食を摂りやすい人など、それぞれの特徴を踏まえたうえで食事ごとの細かなアドバイスが可能となります。

AIと時間栄養学の未来

AIを食事管理や健康増進に役立てていくために、まずは個人別の食習慣のデータ（時間や場所の情報も含めて）をしっかりと分析・記録しておくことが重要であり、これらのデータを人間ドックのデータなどと紐づけするといったことが始まっています。

メタボリックシンドロームの改善プログラムであれば、人間ドックなどのデータで健康な人のエネルギー摂取量や35種の栄養素の摂取パターンを少なくとも、朝食、昼食、夕食、間食ごとに示します。これを基準として、個人の摂取パターンの問題点を探り、適切なアドバイスを知らせるという流れになります。また、減量プログラムの実行性を促進させるために、ゲーミフィケーションの要素入れ、実行できたら飲食店の割引クーポンが出るといった仕掛けをすることにより、理想的な食事を摂りながら楽しめるというしくみにしようと思っています。

将来的には、パーティーや飲み会、仕事での早出や昼の会議といったスケジュールの情報も入れ、それぞれの時間の適切な食事の選択が提供できるようになると期待されています。

たとえばAさんはラーメンが好きで週に1回は食べたいとすれば、どの日の時間帯が適切かをAIが教えてくれます。また、たとえば18時の夕ごはんにラーメンと餃子定食を食べる予定があったとして、その日の会議が長引き21時になってしまったというハプニングが起きた場合、遅い時間帯に望ましくないラーメンと餃子定食はキャンセルし、湯豆腐定食にするよう仕向け、糖質を夜遅く摂らないように導いてくれます。そのかわり、翌週のはじめにラーメンを摂る昼食をアドバイスしてくれて、ストレスをためないようにも誘導してくれるのです。

ほかにも、Bさんが日頃の活動量が少なく、朝、昼とタンパク質の摂取が少なかった日があるとすると、その日の夕方、AIは帰宅には1つ前の駅で降りて歩き、その後夕食時に多めのタンパク質を摂るようにと、筋肉量の維持のために効果的なアドバイスをします。

Cさんが腕時計型の脈拍・体温モニターで、どうも火曜日と水曜日の午後は交感神経がより興奮するようなストレスの多い会議がある活動パターンを示していることがわかってきたという場合は、AIが深呼吸の指示を定期的に出し副交感神経優位になるようにし、交感神経を抑制するGABAの含量が多いトマト、キノコ、発酵食品を朝食や昼食に摂るように仕向けます。

そういった夢のようなAIの活用が始まりつつあり、人生100年時代の健康寿命の延伸が大いに期待されています。そのとき「時間栄養学」や「時間運動学」は大きなウェイトを持つと信じています。

あとがき

新型コロナウイルス感染が広がる中、また、省庁関係の研究を遂行する中、本書を上梓することができ、大変感慨深いものがあります。私はライフワークとして体内時計と健康科学に注目して研究を行ってきましたが、特に日常的に口にする「食」との関係に強い興味を持ち、研究の焦点を当ててきました。本書では、「時間栄養学」の不思議を、基礎から応用に至るまで、より簡潔にわかりやすく述べてきたつもりですが、やや難しい表現が残ったかもしれません。

本文で「我々の研究」と紹介した多くが、柴田研究室所属の過去・現在の大学院生、スタッフとの共同研究の成果であり、ここにお礼を述べます。また、私が会長を務める日本時間栄養学会（https：//www.chrono-nutrition.jp/）の幹事の先生方にも、本や解説記事などを参考にさせていただき、お礼を述べたいと思います。今年は、TOKYO2020でオリンピック、パラリンピックがあることもあり、「スポーツ栄養学」における時間栄養学の役割も執筆していましたが、紙幅の都合で、また別の機会に紹介したいと思います。最後に、本書を出版するにあたり、援助していただきましたブルーバックス担当の須藤寿美子氏に感謝を申し上げます。

２０２１年８月、盛夏

柴田重信

参考図書

柴田重信（編）『時間栄養学』（化学同人、2020年）

坂元美子（編）『スポーツ・健康栄養学』（化学同人、2013年）

田口素子（監）『アスリートのための朝食術』（女子栄養大学出版部、2020年）

藤村昭夫（編・著）『時間治療学』（日本医事新報社、2014年）

大池秀明『人生を変える最強の食事習慣』（農林統計協会、2019年）

古谷彰子（著）柴田重信（監）『食べる時間を変えれば健康になる』（ディスカヴァー・トゥエンティワン、2017年）

田原優・柴田重信『Q&Aですらすらわかる体内時計健康法』（杏林書院、2017年）

香川靖雄『時計遺伝子ダイエット』（集英社、2012年）

香川靖雄（編・著）日本栄養・食糧学会（監）『時間栄養学』（女子栄養大学出版部、2009年）

大戸茂弘（編）『時間薬理学による最新の治療戦略』（医薬ジャーナル社、2013年）

柴田重信（特集編輯）「特集　時間栄養学」月刊アグリバイオ2020年7月臨時増刊号（北隆館）

柴田重信（プロジェクト代表）『菊芋×運動レシピでイキイキ』（農文協、2019年）

柴田重信（監）『体内時計の科学と産業応用』（シーエムシー出版、2017年）

田原 優『体を整えるすごい時間割』（大和書房、2019年）

古谷彰子『時間×食事で賢い子が育つ！ 簡単・最強子育て』（幻冬舎、2020年）

【さ行】

【た行】

【な行】

さくいん

N.D.C.407　262p　18cm

ブルーバックス　B-2173

食《た》べる時間《じかん》でこんなに変《か》わる　時間栄養学入門《じかんえいようがくにゅうもん》
体内時計が左右する肥満、老化、生活習慣病

2021年 8 月20日　第 1 刷発行
2023年10月13日　第 9 刷発行

著者　柴《しば》田《た》重信《しげのぶ》
発行者　髙橋明男
発行所　株式会社講談社
〒112-8001　東京都文京区音羽2-12-21
電話　出版　03-5395-3524
販売　03-5395-4415
業務　03-5395-3615
印刷所　（本文印刷）株式会社新藤慶昌堂
（カバー表紙印刷）信毎書籍印刷株式会社
製本所　株式会社国宝社

定価はカバーに表示してあります。

ISBN978－4－06－523875－2

発刊のことば

科学をあなたのポケットに

二十世紀最大の特色は、それが科学時代であるということです。科学は日に日に進歩を続け、止まるところを知りません。ひと昔前の夢物語もどんどん現実化しており、今やわれわれの生活のすべてが、科学によってゆり動かされているといっても過言ではないでしょう。

そのような背景を考えれば、学者や学生はもちろん、産業人も、セールスマンも、ジャーナリストも、家庭の主婦も、みんなが科学を知らなければ、時代の流れに逆らうことになるでしょう。

ブルーバックス発刊の意義と必然性はそこにあります。このシリーズは、読む人に科学的に物を考える習慣と、科学的に物を見る目を養っていただくことを最大の目標にしています。そのためには、単に原理や法則の解説に終始するのではなくて、政治や経済など、社会科学や人文科学にも関連させて、広い視野から問題を追究していきます。科学はむずかしいという先入観を改める表現と構成、それも類書にないブルーバックスの特色であると信じます。

一九六三年九月

野間省一